P. Doenecke

EKG –

Repetitorium und Quiz

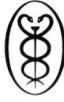

Hippokrates Verlag Stuttgart

CIP-Kurztitelaufnahme der Deutschen Bibliothek

Doenecke, Peter:

EKG – Repetitorium und Quiz / P. Doenecke. –
Stuttgart: Hippokrates-Verlag, 1983.
  ISBN 3-7773-0617-7

Das »EKG – Repetitorium und Quiz« ist in 25 Einzelbeiträgen in der »ZFA – Zeitschrift für Allgemeinmedizin« (Jahrgang 58/1982) erschienen.

Anschrift des Verfassers:

Prof. Dr. med. Peter Doenecke
Medizinische Universitätsklinik
6650 Homburg (Saar)

Wichtiger Hinweis

Medizin als Wissenschaft ist ständig im Fluß. Forschung und klinische Erfahrung erweitern unsere Kenntnisse, insbesondere was Behandlung und medikamentöse Therapie anbelangt. Soweit in diesem Werk eine Dosierung oder eine Applikation erwähnt wird, darf der Leser zwar darauf vertrauen, daß Autoren, Herausgeber und Verlag größte Mühe darauf verwandt haben, daß diese Angabe genau dem Wissensstand bei Fertigstellung des Werkes entspricht. Dennoch ist jeder Benutzer aufgefordert, die Beipackzettel der verwendeten Präparate zu prüfen, um in eigener Verantwortung festzustellen, ob die dort gegebene Empfehlung für Dosierungen oder die Beachtung von Kontraindikationen gegenüber der Angabe in diesem Buch abweicht. Eine solche Prüfung ist besonders wichtig bei selten verwendeten Präparaten oder solchen, die neu auf den Markt gebracht worden sind.

ISBN 3-7773-0617-7

Inhaltsverzeichnis

Vorwort

Die vorliegende Broschüre »EKG – Repetitorium und Quiz« entstand aus einer 25teiligen Serie, in der ZFA – Zeitschrift für Allgemeinmedizin.

Die unerwartete Resonanz, vor allem aus Kreisen von Allgemeinärzten und Studenten sowie die lebhafte Diskussion, aber auch der vielfach geäußerte Wunsch, die Serie im ganzen zu bekommen, sind der Anlaß gewesen, der großen Zahl vorhandener EKG-Bücher ein weiteres hinzuzufügen.

Aus der in vielen Jahren gewonnenen Erfahrung, daß ein EKG-Kurs nur durch eigene Übung, selbständiges Interpretieren und Kontrolle durch gezielte Fragen fruchtbringend sein kann, enstand das Konzept des Buches. Nur der selbst erarbeitete EKG-Befund bringt uns dem Lernziel näher.

Unter Verzicht auf elektrophysiologische Grundlagen wird, bewußt vereinfachend und praktisch orientiert, ein Lernprogramm mit steigendem Schwierigkeitsgrad aufgebaut. Ohne jede Vorkenntnis sollte es damit möglich sein, sich zu höheren Anforderungen selbständig emporzuarbeiten. EKG-Beispiele mit systematischer Beschreibung ergänzen jeweils die Besprechung des Lernziels. Mit gezielten Fragen werden Textinhalt und Lernerfolg überprüft. Eine Gesamtinterpretation der EKG-Beispiele gibt dem Erfahreneren die Möglichkeit, das eigene Urteil zu testen.

Im Stichwortverzeichnis wird der Inhalt des Textteils vom Inhalt der Originalbeispiele getrennt, so daß das Büchlein auch als EKG-Atlas verwendet werden kann.

Homburg (Saar) im Januar 1983   *Peter Doenecke*

1. Die Ableitung des EKG

1.1. *Technische Ausstattung*

Grundsätzlich sind EKG-Analysen mit jedem modernen und technisch einwandfreiem EKG-Gerät durchführbar. Die Wahl des Gerätes hängt wesentlich von der Einsatzhäufigkeit, dem Einsatzort und von wirtschaftlichen Erwägungen ab. Auch ein Einfachschreiber erlaubt einwandfreie elektrokardiographische Aussagen, er ist zudem preiswert und leicht transportabel, in der Allgemeinpraxis ein großer Vorteil. Einziger Nachteil ist die Unmöglichkeit, zeitgleich verschiedene Ableitungen zu analysieren.

1.2. *Ableitung des EKG*

Eine vollständige EKG-Analyse erfordert wenigstens zwölf Ableitungen:

a) die sechs Extremitätenableitungen:
die Standardableitungen I, II, III *(Einthoven)*,
die unipolaren Ableitungen aVR, aVL, aVF *(Goldberger)*
b) je sechs Brustwandableitungen V1 bis V6 *(Wilson)*.

1.2.1. *Allgemeines zur EKG-Registrierung*

Zur Vermeidung von Störpotentialen durch Muskelzittern muß der Patient *entspannt* gelagert werden. Elektrische Störungen durch Wechselstrom erfordern oft die sorgfältige Erdung des EKG-Gerätes, im Idealfall ist der Registrierraum elektrisch abgeschirmt. Häufig kommt Muskelzittern durch Frieren zustande, so daß auf eine ausreichende Raumtemperatur zu achten ist.

Die Extremitätenelektroden müssen *großflächig* angebracht werden, zur Überbrückung des Hautwiderstandes kann elektrolythaltige Kontaktpaste oder ein elektrolytgetränktes Läppchen dienen. Es empfiehlt sich, die Elektroden am Bein über dem Schienbeinknochen anzulegen, um Störungen durch Muskelpotentiale zu vermeiden.

Die Brustwandableitungen werden meist über Saugelektroden gewonnen. Sogenannte »Brustwandgürtel« haben zwar den Vorteil einer stabileren Lage (Behaarung usw.), werden in der Regel aber zu *unexakt plaziert*, so daß Fehler unvermeidlich sind.

Jede *Bewegung* des Patienten führt zu *Schwankungen der Nullinie*. Bci modernen Geräten wird diese jedoch weitgehend stabil gehalten. Plötzliche Nullinien*sprünge* sprechen für *Kontaktfehler*. Jede EKG-Registrierung bedarf einer erneuten *Eichzacke*. Die Eichelemente geben, sofern sie intakt sind, eine exakte Spannung von 1 mV ab. Diese wird im EKG als *Rechteckimpuls* von genau *10 mm Höhe* abgebildet. Die Qualität einer Eichzacke ist repräsentativ für die Qualität der gesamten EKG-Registrierung: Abweichungen in der Ausschlaghöhe führen zu ebenso großen Verzerrungen der EKG-Amplituden. Zu starke

Dämpfung vermindert, zu geringe Dämpfung vermehrt die EKG-Amplituden.

Im allgemeinen werden Papiervorschubgeschwindigkeiten von 50 mm/sec oder 25 mm/sec zur Registrierung gewählt. Um Zeitmessungen vornehmen zu können, muß der Registrierstreifen entsprechend *beschriftet* sein.

Ebenso ist neben den allgemeinen Dokumentationsdaten die *Bezeichnung der gewählten Ableitungen* unerläßlich.

EKG-Beispiel Nr. 1:

Routineuntersuchung bei 49jährigem Mann

Meßwerte:
P-Welle vorhanden, P-Wellenamplitude in Abl. I 0,1 mV, Dauer (Abl. II) 0,10 sec, P-Wellenform un-

auffällig, PQ-Zeit 0,16 sec, konstant, R-Amplitude in Abl. I 0,8 mV, in Abl. II 0,35 mV, in Abl. III 0,1 mV, QRS-Dauer 0,08 sec (gemessen in Abl. V₁), Besonderheiten in der QRS-Form: keine, ST-Verlauf aszendierend, T-Welle konkordant, U-Welle nicht vorhanden, QT-Dauer 0,38 sec, RR-Abstand 0,82 sec entsprechend einer Frequenz von 73 pro Minute.

Besonderheiten:
Keine.

> *Quiz-Frage zum Thema:*
> Auffälligkeiten im EKG?

EKG-Beispiel Nr. 2:

Routineuntersuchung bei 49jährigem Mann.

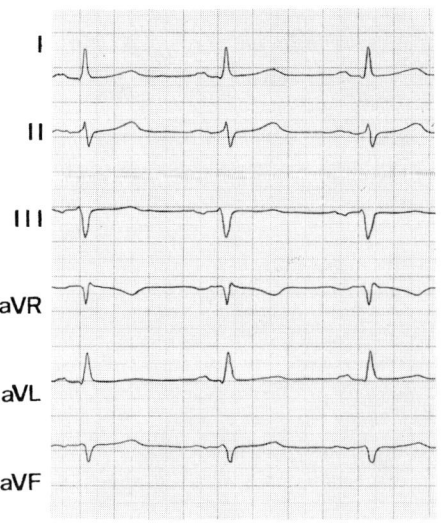

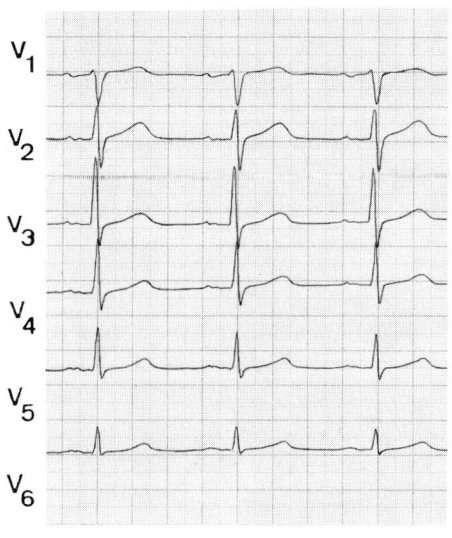

EKG-Beispiel Nr. 1

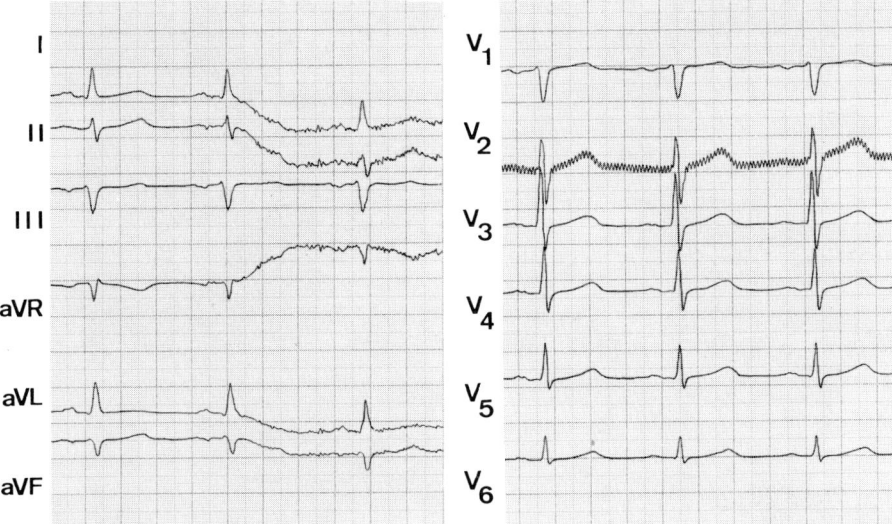

EKG-Beispiel Nr. 2

Meßwerte:
    P-Welle vorhanden, P-Wellenamplitude in Abl. I 0,1 mV, Dauer (Abl. II) 0,10 sec, P-Wellenform unauffällig, PQ-Zeit 0,16 sec, konstant, R-Amplitude in Abl. I 0,8 mV, in Abl. II 0,35 mV, in Abl. III 0,1 mV, QRS-Dauer 0,08 sec (gemessen in Abl. V_1), Besonderheiten in der QRS-Form: keine, ST-Verlauf aszendierend, T-Welle konkordant, U-Welle nicht vorhanden, QT-Dauer 0,38 sec, RR-Abstand 0,76 sec entsprechend einer Frequenz von 78 pro Minute.

Besonderheiten:
    Null-Linienschwankung in I, II, aVR, aVL, aVF mit unruhigen Zitterbewegungen. Gleichförmige, hochfrequente Kurvenüberlagerung in V_1.

Quiz-Frage zum Thema:
Welche Störung der EKG-Registrierung liegt vor?

EKG-Beispiel Nr. 3:

    Routineuntersuchung bei 49jährigem Mann.

Meßwerte:
    P-Welle vorhanden, P-Wellenamplitude in Abl. I 0,1 mV, Dauer (Abl. II) 0,10 sec, P-Wellenform unauffällig, PQ-Zeit 0,16 sec, konstant, R-Amplitude in Abl. I 0,8 mV (0,4?), in Abl. II 0,35 mV (0,2?), in Abl. III 0,1 mV (0,03?), QRS-Dauer 0,08 sec (gemessen in Abl. III), Besonderheiten in der QRS-Form:

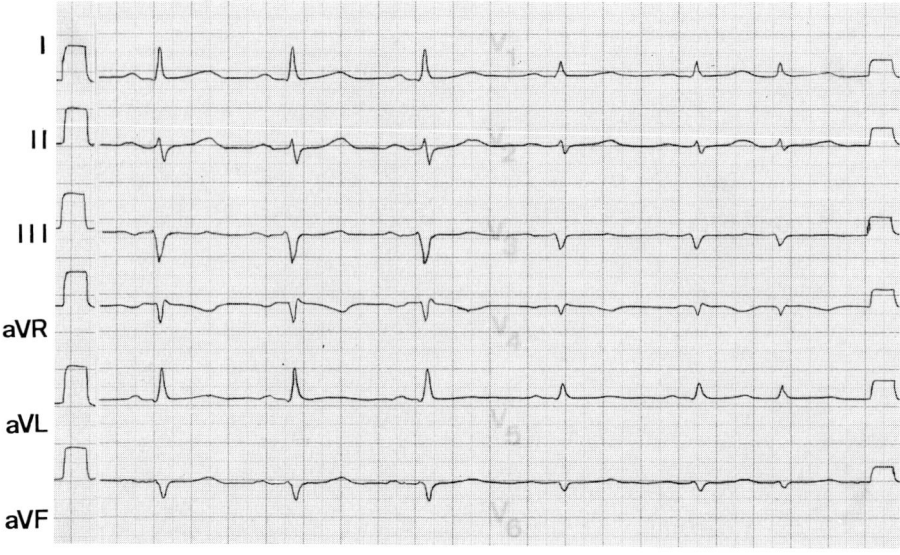

EKG-Beispiel Nr. 3

keine, ST-Verlauf aszendierend, T-Welle konkordant, U-Welle nicht vorhanden, QT-Dauer 0,38 sec, RR-Abstand 0,35 sec entsprechend einer Frequenz von 83 pro Minute.

Besonderheiten:
Plötzlicher Amplitudensprung in allen Ableitungen. Eine vorzeitige Erregung.

> *Quiz-Frage zum Thema:*
> Welche Ursache liegt dem Amplitudensprung zugrunde?

1.2.2. Die *Standardableitungen* I, II, III werden durch Elektrodenanlage an den vier Extremitäten gewon-

nen. Sie sind daher *Fernableitungen,* vergleichbar mit einer Betrachtung der elektrischen Phänomene aus großem Abstand. Umschriebene Änderungen am Herzen lassen sich daher weniger gut erfassen als durch die *Nahableitungen* V1 bis V6.

Ableitung I, II und III werden durch Registrierung von *Potentialdifferenzen* zwischen zwei Extremitäten gewonnen. Sie sind also *bipolar.* Ableitung I beschreibt die Spannung zwischen rechtem Arm (rote Elektrode) und linkem Arm (gelbe Elektrode), Ableitung II zwischen rechtem Arm (rote Elektrode) und linkem Bein (grüne Elektrode), Ableitung III zwischen linkem Arm (gelbe Elektrode) und linkem Fuß (grüne Elektrode). Die neutrale (schwarze) Elektrode wird am rechten Fuß angebracht (siehe *Abb. 1*).

Auflösungen der Quiz-Fragen zu den Beispielen auf den Seiten 129 bis 150.

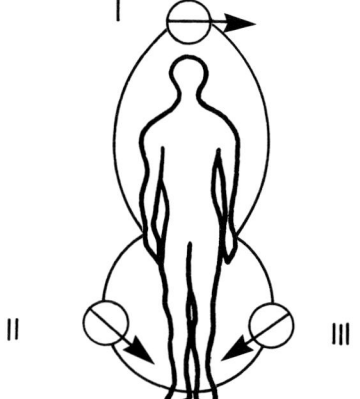

Abbildung 1: Extremitäten-Ableitungen (Einthoven, Goldberger)
Ableitung I: Potentialdifferenz zwischen linkem Arm (gelb) und rechtem Arm (rot)
Ableitung II: Potentialdifferenz zwischen rechtem Arm (rot) und linkem Fuß (grün)
Ableitung III: Potentialdifferenz zwischen linkem Arm (gelb) und linkem Fuß (grün)
Ableitung aVR: unipolare Ableitung vom rechten Arm (rot)
Ableitung aVL: unipolare Ableitung vom linken Arm (gelb)
Ableitung aVF: unipolare Ableitung vom linken Fuß (grün)

1.2.3. Auch die *Goldberger-Ableitungen* sind *Fernableitungen*. Unter Benutzung der Extremitätenelektroden sind sie im EKG-Gerät so geschaltet, daß sie *unipolar* auf die jeweilige Elektrode gerichtet sind. Ableitung aVR beschreibt eine Betrachtung vom rechten Arm (rote Elektrode) aus, aVL eine Betrachtung vom linken Arm (gelbe Elektrode) und Ableitung aVF eine Betrachtung vom Fuß aus (grüne Elektrode) (vergleiche *Abb. 1*).

1.2.4. Die Unterscheidung der *sechs Extremitätenableitungen* erlaubt die Betrachtung des Herzens aus *zwölf verschiedenen Richtungen* in einer *Frontalebene*. Änderungen im elektrischen Erregungsablauf des Herzens müssen sich in jede Richtung anders projizieren. Die einzelnen Betrachtungswinkel lassen sich auf einem Kreis darstellen (Cabrera-Kreis, *Abb. 2*), welcher wie eine Uhr in zwölf Sektoren eingeteilt ist, und in dessen Zentrum das Herz vorzustellen ist. Die Hauptausschlagrichtung des QRS-Komplexes weist im allgemeinen in Richtung der Ableitung II (5 Uhr), so daß dort QRS-Amplituden am deutlichsten sind. Die Projektoren des größten QRS-Komplexes auf den Cabrera-Kreis erlaubt damit Änderungen der Hauptausschlagsrichtung festzustellen. Die *Abbildung 2* zeigt die Pro-

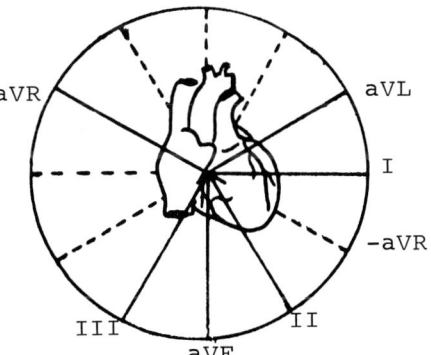

Abbildung 2: Cabrera Kreis

aVL	=	$-30°$	*(2 Uhr)*
I	=	$0°$	*(3 Uhr)*
$-aVR$	=	$+30°$	*(4 Uhr)*
II	=	$+60°$	*(5 Uhr)*
aVF	=	$+90°$	*(6 Uhr)*
III	=	$+120°$	*(7 Uhr)*
aVR	=	$+210°$	*(10 Uhr)*

jektion der 6 Extremitätenableitungen im Cabrera-Kreis. Da die jeweils gegenüberliegende Ableitung spiegelbildlich das gleiche Kurvenbild ergibt, läßt sich die Aussage von sechs auf zwölf Ableitungen erweitern. Siehe auch Kapitel 3.7. Lagetypen.

1.2.5. Die *Brustwandableitungen (Wilson)* erfassen im Gegensatz zu den vorgenannten Extremitätenregistrierungen *Nahpotentiale.* Umschriebene Veränderungen lassen sich daher *exakter* erfassen. Andererseits sind die *Wilson*-Ableitungen aus dem gleichen Grund gegenüber geringen Änderungen des Ableitungspunktes sehr *empfindlich.* Geringste Verschiebungen der Elektrodenposition führen zu gänzlich anderer Kurvenform. Daher muß die Elektrodenanbringung exakt nach dem in *Abbildung 3* beschriebenen Schema vorgenommen werden:
Ableitung V1 im 4. Intercostalraum rechts parasternal
Ableitung V2 im 4. Intercostalraum links parasternal
Ableitung V3 zwischen V2 und V4
Ableitung V4 im 5. Intercostalraum, Medioclavikularlinie links
Ableitung V5 in Höhe V4 (nicht im 5. ICR!), vordere Axillarlinie links
Ableitung V6 in Höhe V4, mittlere Axillarlinie.
Die Brustwandableitungen erlauben eine Betrachtung des Herzens aus verschiedenen Blickwinkeln in einer *Horizontalebene* (siehe *Abb. 3* unten). Gelegentlich kann es sinnvoll sein, durch Hinzunahme weiterer Ableitungspunkte die Diagnostik zu erweitern.

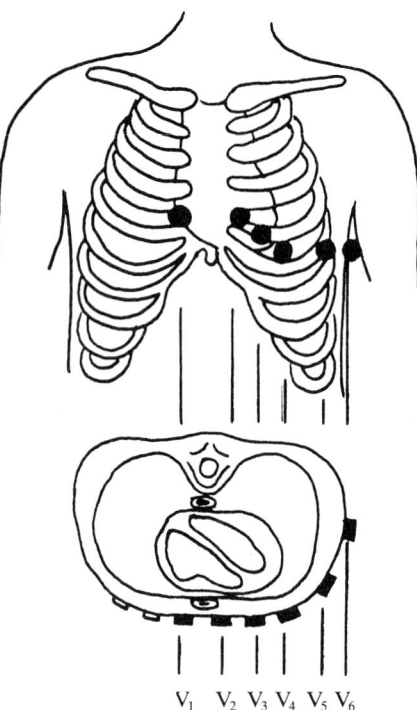

V_1 V_2 V_3 V_4 V_5 V_6

Abbildung 3: Brustwandableitungen (Wilson)

EKG-Beispiel Nr. 4:

Beim selben Patienten kurz nacheinander registrierte Extremitäten-EKGs.

Meßwerte:
P-Welle vorhanden, P-Wellenamplitude in Abl. I 0,1 mV, Dauer (Abl. II) 0,10 sec, P-Wellenform unauffällig, PQ-Zeit 0,16 sec, konstant, R-Amplitude a) in Abl. I 0,8 mV, in Abl. II 0,35 mV, in Abl. III 0,1 mV, R-Amplitude b) in Abl. I 0,1 mV, in Abl. II 0,1 mV, in Abl. III 0,3 mV, QRS-Dauer 0,08 sec (gemessen in Abl. II), Besonderheiten in der QRS-Form: keine, T-Welle konkor-

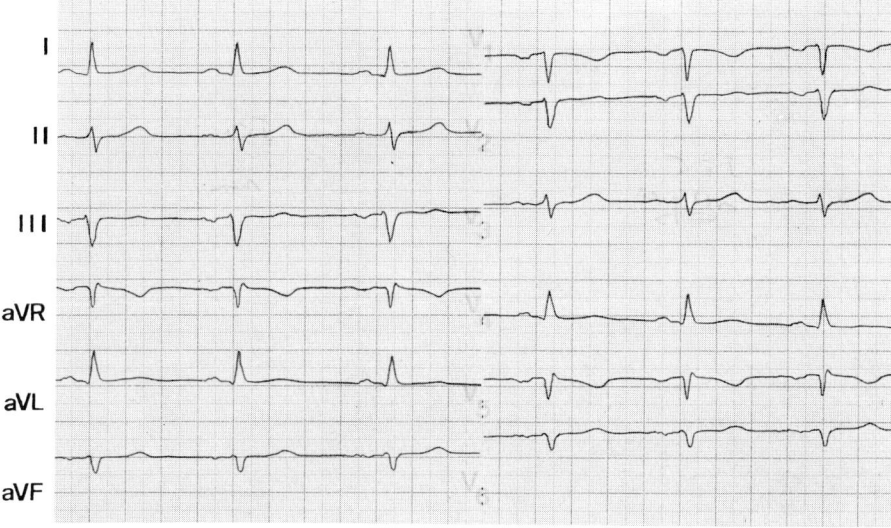

I

II

III

aVR

aVL

aVF

EKG-Beispiel Nr. 4

dant, U-Welle nicht vorhanden, QT-Dauer 0,38 sec, RR-Abstand 0,80 sec entsprechend einer Frequenz von 71 pro Minute.

Besonderheiten:
  Plötzliche Richtungsänderung aller QRS-Vektoren.

> *Quiz-Frage zum Thema:*
> Welche Ursache liegt der EKG-Wandlung zugrunde?

EK-Beispiel Nr. 5:

  63jährige Frau mit langjähriger Hypertonie.

Meßwerte:
  P-Welle vorhanden, P-Wellenamplitude in Abl. V_1 ± 0,1 mV, Dauer (Abl. I, V_1) 0,08 sec, P-Wellenform linksbetont, PQ-Zeit 0,14 sec, konstant, R-Amplitude in Abl. I 2,0 mV, in Abl. II 0,75 mV, in Abl. III 0,1 mV, QRS-Dauer 0,10 sec (gemessen in Abl. V_6), Besonderheiten in der QRS-Form: hohe, schlanke R-Zacken, ST-Strecke in Abl. V_6, gesenkt um max. 0,1 mV, ST-Verlauf deszendierend, T-Welle diskordant, U-Welle nicht vorhanden, QT-Dauer 0,38 sec, RR-Abstand 0,9 sec, entsprechend einer Frequenz von 66 pro Minute.

Besonderheiten:
  Hohe schlanke R-Zacken in I, aVL und linkspräkordial, tiefe S in $V_{1,2}$, plötzliche Änderung von QRS in V_4 bei sonst gleichbleibendem EKG.

> *Quiz-Frage zum Thema:*
> Wie ist die Änderung in V_4 zu erklären?

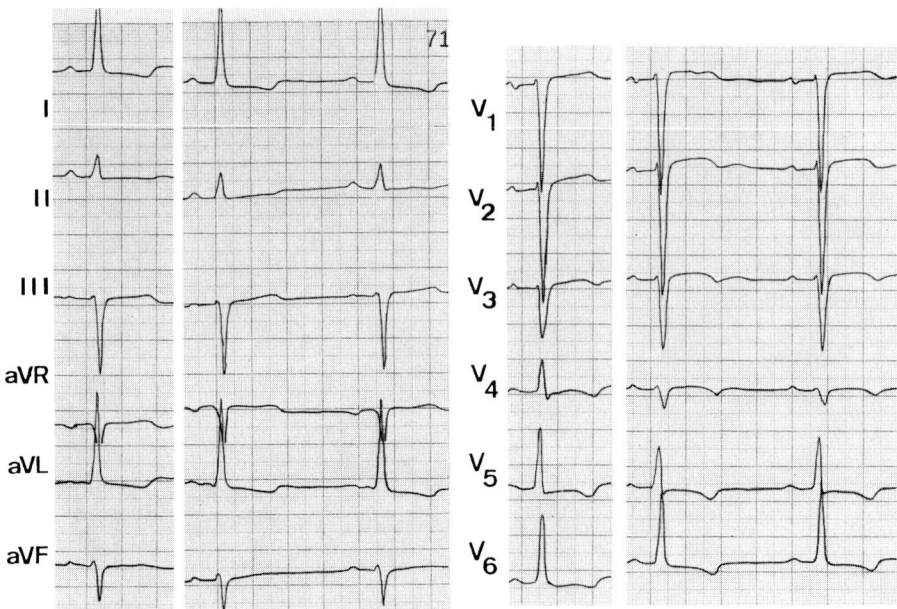

EKG-Beispiel Nr. 5

2. Das normale Elektrokardiogramm

Die Aufzeichnung des EKG entspricht der graphischen Darstellung der elektrischen Phänomene bei der Erregung des Herzens. Konventionelle Ableitungen geben das Bild aus wenigen, ganz speziellen Perspektiven wieder. Sie beschränken sich auf eine Betrachtung von *außen*. Bewegt sich eine elektrische Erregung *in Richtung der ableitenden Elektrode*, so erfolgt im EKG ein Ausschlag nach *oben*. Ausschläge nach unten entsprechen analog einer Ausbreitungsrichtung von der ableitenden Elektrode fort. Der zeitliche Ablauf der Erregung ergibt sich aus der Papiervorschubgeschwindigkeit, welche die Abszisse der graphischen Darstellung ausmacht: bei Papiervorschub von 50 mm/sec entspricht 1 mm der Zeit 0,02 sec;

bei 25 mm/sec entspricht 1 mm der Zeit von 0,04 sec.

Die Bezeichnungen der einzelnen Kurvenabschnitte *P, Q, R, S, T und U* stammen von *Einthoven* und beschreiben die Aktionspotentiale von Vorhof und Kammern sowie deren Erregungsausbreitung und -rückbildung.

2.1. *P* entspricht der *Vorhoferregung.* Der zuerst erregte rechte Vorhof läßt sich von dem später erregten linken Vorhof elektrokardiographisch deutlich trennen.

Grenzwerte: Amplitude bis 0,25 mV, Breite (Dauer) 0,1 sec. Da die Erregung vom Sinusknoten zum AV-Knoten verläuft, nimmt sie

überwiegend den Weg in Richtung der Ableitung II, sie wird dort als positiver Ausschlag meist am deutlichsten. Die Brustwandableitung V_1 liegt den Vorhöfen am nächsten, so daß die P-Welle hier ebenfalls deutlich wird. Die Erregungsausbreitung

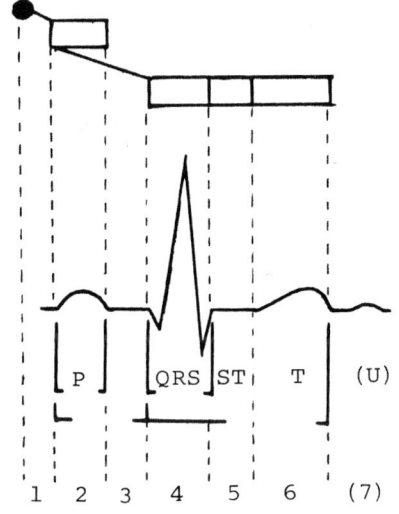

Abbildung 4:
Leiterschema der Erregung im Herzen
1 = sinu-atriale Leitung
2 = P = Vorhoferregung
2–3 = PQ-Zeit = atrioventrikuläre Überleitung im AV-Knoten
4 = QRS-Komplex = Erregungsausbreitung in den Kammern
5 = ST-Strecke = Vollerregung der Kammern
6 = T-Welle = Zeit der Erregungsrückbildung
4 + 5 + 6 = Erregung der Kammern = elektrische Systole

vom Sinusknoten zum vorn gelegenen *rechten* Vorhof, bewirkt in V_1 einen positiven Ausschlag, die später einsetzende Erregung des *hinten* liegenden linken Vorhofs ergibt einen zweiten negativen Anteil der P-Welle in V_1. Vorhofbelastungen, siehe Kapitel 5.2.1., bewirken entsprechende Amplitudenänderungen.

2.2. *Q* markiert den Beginn der *Kammererregung*. Es ist dies der *erste negative* Ausschlag, welcher *vor* der ersten positiven Zacke des QRS-Komplexes liegt *(Abb. 4)*.

2.3. Die Zeit *PQ* entspricht der Dauer, die die Erregung vom Beginn der Vorhofdepolarisation bis zum Beginn der Ventrikeldepolarisation braucht. Sie wird ganz überwiegend durch die Verzögerung im AV-Knoten bestimmt und ist somit ein Maß für seine Leistungsgeschwindigkeit (vergleiche Abbildung 4, 2 + 3). Synonym wird für die PQ-Zeit auch der Begriff *AV-Zeit* gebraucht. Ihre Dauer ist vom vegetativen Tonus abhängig. *Sympathikotonie* und Tachykardie verkürzen PQ. *Vagotonus* und Bradykardie bewirken physiologische Verlängerung. *Grenzwerte:* 0,12 bis 0,2 sec.

2.4. *QRS, ST und T* entsprechen der *Erregung der Kammern.* Sie bezeichnen damit die Dauer der elektrischen Systole (vergleiche 2.8.) *(Abb. 4).*

QRS markiert die Zeit der *Erregungsausbreitung.* Positive Ausschläge nennen wir R-Zacke. Die dem ersten R vorausgehende negative Schwankung heißt Q (vergleiche 2.2.), jeder weitere, zur Erregungsausbreitung gehörige *negative* Ausschlag, wird als *S* bezeichnet. Bei

Störungen der Erregungsausbreitung in den Kammern kommt es zur Verbreiterung von QRS *(Synonym-Kammerkomplex)* (vergleiche 4.3.3. intraventrikuläre Leitungsstörungen).

Grenzwerte: QRS-Dauer 0,08 bis 0,10 sec, Amplituden: etwa 1 bis 3 mV, je nach Ableitung und Erregungsausbreitungsrichtung (siehe Lagetypen, Kapitel 3.7.).

2.5. *ST* bezeichnet den Zustand der *Vollerregung der Kammern.* Da hierbei alle Kammeranteile gleichermaßen erregt sind, herrscht keine Potentialdifferenz. ST ist also *isoelektrisch (Abb. 4).* Abweichungen nach oben oder nach unten sind pathologisch (vergleiche Kapitel 5.1.).

2.6. Zur Zeit *T* erfolgt die *Erregungsrückbildung der Kammern.* Das regelhafte T ist der zugehörigen R-Zacke gleichgerichtet (»konkordant«), besitzt eine asymmetrische, im ansteigenden Schenkel flachere Dreiecksform mit abgerundeter Spitze. *(Abb. 4).* Höhe, Form und Richtung sind stark von Alter, vegetativem Tonus, Elektrolyten (vergleiche 5.3.), Sauerstoffversorgung des Herzens (vergleiche 5.1.), Säurebasenhaushalt und anderen abhängig. Die Interpretation erfordert viel Erfahrung und sorgfältige Beachtung *klinischer und laborchemischer* Bedingungen.

2.7. *U* ist eine inkonstante, der T-Welle folgende *Nachschwankung.* Ihr Erscheinen deutet auf Störungen der Elektrolytverhältnisse (5.3.) oder verstärkten Vagotonus hin.

2.8. Die *QT-Zeit* (elektrische Systole) ist in erster Linie *frequenzabhängig. Grenzwerte:* etwa 0,48 sec bei

Frequenz 40/min bis etwa 0,25 sec bei Frequenz 150/min. Wesentliche Abweichungen von den physiologischen Grenzwerten treten vor allem unter ischämischen Bedingungen und bei Elektrolytstörungen auf (vergleiche 5.1., 5.3.).

EKG-Beispiel Nr. 6:

18jähriger Mann mit Tricuspidalstenose.

Meßwerte:

P-Welle vorhanden, P-Wellenamplitude in Abl. II 0,4 mV, Dauer (Abl. II) 0,10 sec, P-Wellenform in Abl. $-V_1$ 0,2 mV rechtsbetont, PQ-Zeit 0,21 sec, konstant, R-Amplitude in Abl. I 0,3 mV, in Abl. II 1,0 mV, in Abl. III 0,8 mV, QRS-Dauer 0,08 sec (gemessen in Abl. II), Besonderheiten in der QRS-Form: keine, ST-Strecke muldenförmig gesenkt um max. 0,1 mV, ST-Verlauf deszendierend, T-Welle biphasisch, U-Welle nicht vorhanden, QT-Dauer 0,30 sec, RR-Abstand 0,60 sec, entsprechend einer Frequenz von 0,70 pro Minute.

Besonderheiten:

P-Welle hoch und spitz, im ersten Anteil betont.

Quiz-Frage zum Thema:
Wofür spricht die Betonung des ersten P-Wellenanteils?

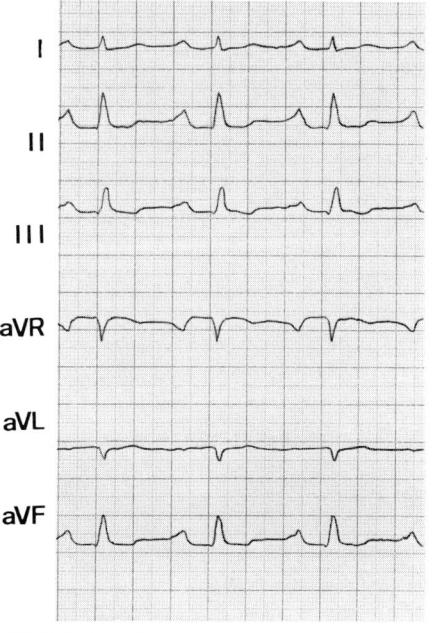

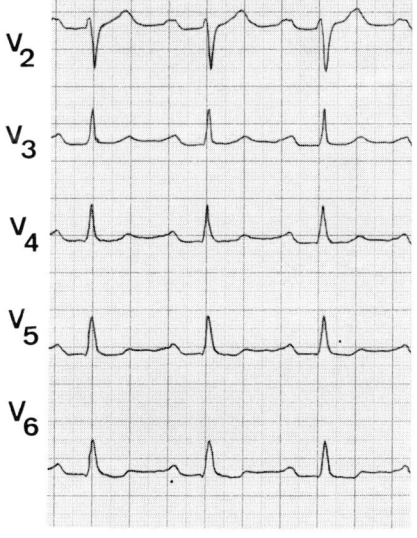

EKG-Beispiel Nr. 6

EKG-Beispiel Nr. 7:

Palpierbare Arrhythmie bei frischem Vorderwandinfarkt (Papiervorschub 25 mm/sec).

Meßwerte:
P-Welle teils vorhanden, teils nicht vorhanden, P-Wellenamplitude in Abl. $V_1 \pm 0{,}1$ mV, Dauer (Abl. V_1) 0,08 sec, P-Wellenform (linksbetont) unauffällig, PQ-Zeit 0,18 sec, oder fehlend, QRS-Dauer 0,08 sec (gemessen in Abl. V_6), Besonderheiten in der QRS-Form: Q-Zacken V_4, V_5, ST-Strecke angehoben um max. 0,5 mV in Abl. V_4, gesenkt um max. 0,1 mV (V_6), T-Welle diskordant, terminal negativ, U-Welle nicht vorhanden, QT-Dauer 0,42 sec, RR-Abstand 0,64 bis 1,12 sec, entsprechend einer Frequenz von 53 bis 80 pro Minute.

Besonderheiten:
Teils verkürzte, teils verlängerte RR-Intervalle.

Quiz-Frage zum Thema:
Werden alle Vorhöfe vom Sinusknoten erregt?

EKG-Beispiel Nr. 8:

55jähriger Mann, Infarkt vor 3 Monaten.

Meßwerte:
P-Welle vorhanden, P-Wellenamplitude in Abl. II 0,1 mV, Dauer (Abl. II) 0,12 sec, P-Wellenform (linksbetont), PQ-Zeit 0,20 sec, konstant, R-Amplitude in Abl. I 0,3 mV, in Abl. II 0,4 mV, in Abl. III 0,2 mV, QRS-Dauer 0,12 sec (ge-

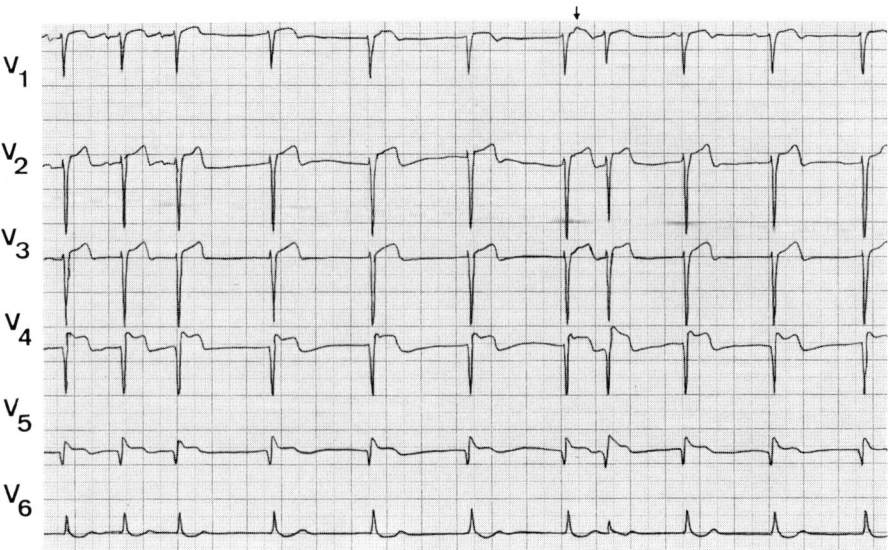

EKG-Beispiel Nr. 7

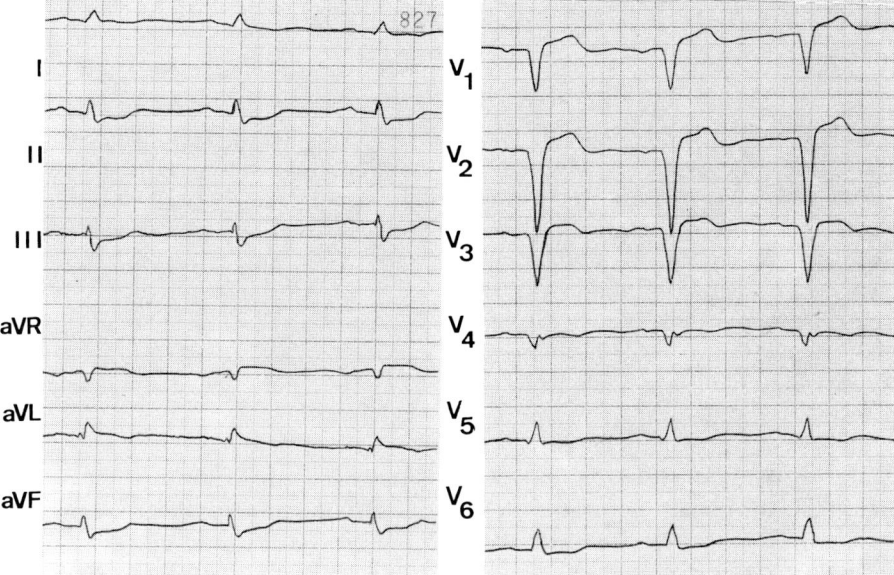

EKG-Beispiel Nr. 8

messen in Abl. V_{2-4}), Besonderheiten in der QRS-Form: plump, verbreitert, tiefes Q in V_1 bis V_5, ST-Strecke angehoben um max. 0,3 mV in Abl. V_2 (gesenkt um max. 0,6 mV in V_6), T-Welle konkordant in V_{1-3} diskordant in I, aVL, V_5, V_6, U-Welle nicht vorhanden, QT-Dauer 0,38 sec, RR-Abstand 0,76 sec, entsprechend einer Frequenz von 76 pro Minute.

Besonderheiten:
Fehlende R-Zacken in V_1 bis V_3, versenktes R in V_4.

Quiz-Frage zum Thema:
Findet man in V_1 bis V_3 Q-Zacken oder sind diese als S-Zacken zu bezeichnen (vgl. Kap. 2.2.)?

3. Systematik der EKG-Analyse

Das EKG vermag ausschließlich *elektrische Vorgänge* am Herzen zu beschreiben. Da sich die Erregungen verschiedener Strukturen am Herzen deutlich trennen lassen, sind Störungen der Erregungsbildung und Erregungsleitung objektiv nachweisbar. Damit sind *Herzrhythmusstörungen* eine Domäne der EKG-Diagnostik. Formale Analysen beruhen überwiegend auf Empirie und lassen einen wesentlich größeren *Interpretationsspielraum* zu.

Das EKG vermag *keinerlei* Aussagen über *Funktionszustände* des Herzens zu treffen. Kompensation oder Dekompensation des Herzens sind nicht erkennbar. Eine direkte Auskunft über das Koronargefäßsystem ist nicht möglich, allenfalls über den hiervon versorgten Herzmuskel (vgl. 5.1.). Prognostische Aussagen sind allein aus dem EKG nicht erlaubt.

Die Bewertung des EKG sollte immer unter Hinzuziehung möglichst vieler *klinischer Daten* erfolgen. Gleichartige EKG können zum Beispiel beim Kind physiologisch, beim Erwachsenen hoch pathologisch sein.

3.1. **P-Welle** (vgl. 2.1.): Da die Vorhöfe nacheinander erregt werden, lassen sich linker und rechter Vorhof unterscheiden. In frontaler Richtung stimmt die Erregungsausbreitung beider Vorhöfe überein, so daß beide Anteile in den Extremitätenableitungen gleichgerichtet sind. P ist also (meist in Ableitung II) dort als doppelgipflige Welle zu sehen. In horizontaler Ebene (Brustwandableitungen) (vgl. *Abb. 3*) ist die Erregungsausbreitung in den Vorhöfen zum Teil entgegengesetzt (siehe 2.1.). *Mehrbelastungen* der Vorhöfe führen zur Verlängerung und Amplitudenzunahme des zugehörigen P-Wellenanteils. Man unterscheidet ein

P-dextrocardiale
P-sinistrocardiale
P-cardiale (vgl. Kapitel 5.2.1.)

3.2. **PQ-Zeit:** Man mißt in der jeweils deutlichsten Darstellung, das heißt in Ableitung II oder auch V_1, da hier der Beginn der P-Welle am besten abgrenzbar ist. Ebenso wie QT ist auch PQ *frequenzvariabel*. Die Grenzwerte von 0,12 sec und 0,20 sec dürfen aber nicht unter- oder überschritten werden. Allenfalls bei extremer Vagotonie ist auch eine entsprechende PQ-Verlängerung physiologisch denkbar.

PQ-Verkürzungen bedeuten eine abnorme schnelle atrioventrikuläre Leitung unter (partieller) Umgehung des AV-Knotens (synonym: Präexcitationssyndrom, WPW- oder LGL-Syndrom).

PQ-Verlängerung bedeutet *erschwerte* atrioventrikuläre Leitung (AV-Block I. Grades) (vgl. 4.3.2.) und weist somit auf die Möglichkeit zu höhergradiger Blockierung im AV-Knoten hin.

3.3. Die **Q-Zacke** entspricht einer von der Spitze zur Basis gerichteten initialen Erregungsausbreitung in den Kammern. **Grenzwerte:** Breite bis 0,03 sec, Tiefe weniger als ein Viertel des höchsten Extremitäten-R.

Auftreten: meist nur in Ableitungen mit hohem R.

Überschreiten der Grenzwerte ist verdächtig auf pathologisches Q (vgl. Infarkt-Q, Kapitel 5.1.3., Q bei Hypertrophie, Q bei extremen Lagetypen).

3.4. **QT-Dauer:** Sie entspricht »der elektrischen Systole«, das heißt sie beschreibt die Dauer der elektrischen Erregung in den Herzkammern. Bei fehlendem Q wird QT vom Beginn der R-Zacke bis zum Ende von T gemessen. Bei vorhandener U-Welle muß die Kurve extrapoliert werden. U bleibt unberücksichtigt.

Grenzwerte können wegen Frequenzabhängigkeit nur als relative QT-Zeit angegeben werden und müssen über Tabellen oder Nomogramme beurteilt werden.

Verlängerung von QT tritt auf bei intraventrikulären Leitungsstörungen (4.3.3.), Hypocalcämie (5.3.), Antiarrhythmika, Kardiomyopathien oder (selten) auch als eigenständiges Krankheitsbild.

Verkürzung von QT entsteht bei Hypercalciämie, Hyperkaliämie (5.3.), Digitalis, gelegentlich auch Chinidin.

EKG-Beispiel Nr. 9:

60jähriger Mann, Vorderwandinfarkt vor 6 Tagen, alter Hinterwandinfarkt.

Meßwerte:

P-Welle vorhanden, P-Wellenamplitude in Abl. V_1 0,1 mV, Dauer (Abl. II) 0,14 sec, P-Wellenform linksbetont, PQ-Zeit 0,30 sec, konstant, R-Amplitude in Abl. I 0,9 mV, in Abl. II 0,7 mV, QRS-Dauer 0,1 sec (gemessen in Abl. V_1), Besonderheiten in der QRS-Form: Q-Zacken in II, V_4 bis V_6, ST-Strecke angehoben um max. 0,3 mV in Abl. V_6, ST-Verlauf aszendierend, T-Welle konkordant, U-Welle vorhanden (?) in Abl. I, V_5, V_6, QT-Dauer 0,4 sec, RR-Abstand 1,28 sec, entsprechend einer Frequenz von 46 pro Minute.

Besonderheiten:

P doppelgipflig (V_6).

Quiz-Frage zum Thema:
Was spricht für eine Leitungsverzögerung im AV-Knoten? Welche Fakten sprechen für vegetative Genese?

EKG-Beispiel Nr. 10:

Meßwerte:

P-Welle vorhanden, P-Wellenamplitude in Abl. V_1 0,3 mV, Dauer (Abl. V_1) 0,08 sec, P-Wellenform linksbetont, PQ-Zeit 0,12 sec, konstant, QRS-Dauer 0,08 sec (gemessen in Abl. V_1), Besonderheiten in der QRS-Form: hohe R-Zacken in V_6, ST-Strecke gesenkt um max. 0,1 mV in V_6, ST-Verlauf deszendierend in V_1, V_2, T-Welle *biphasisch*/terminal negativ (?) in V_3, V_4, U-Welle

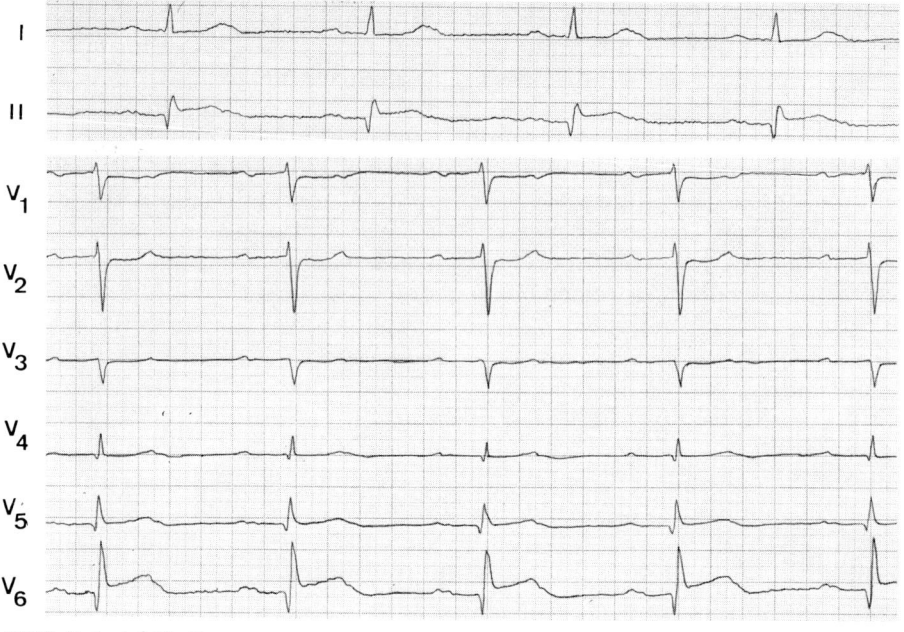

EKG-Beispiel Nr. 9

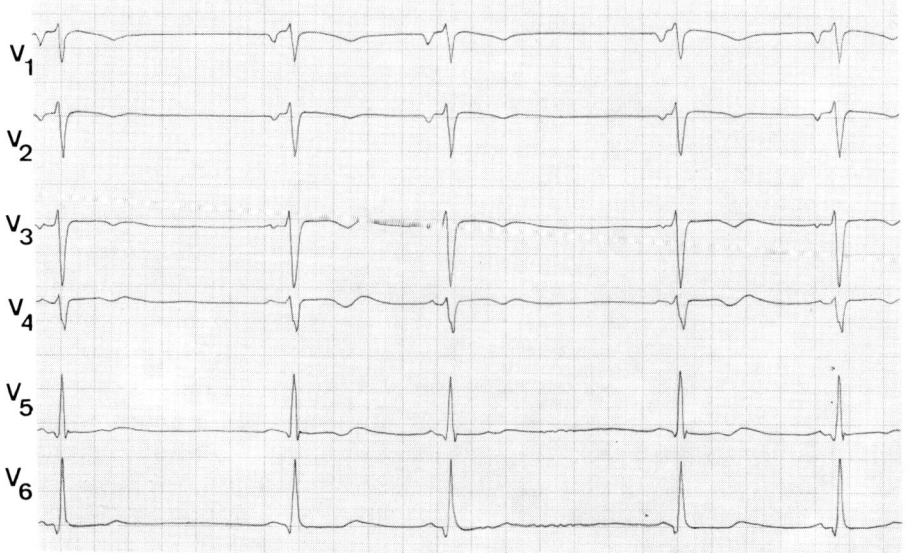

EKG-Beispiel Nr. 10

vorhanden (TU-Verschmelzung), QT-Dauer 0,42 sec (V$_2$), RR-Abstand 0,9 sec bis 1,3 sec, entsprechend einer Frequenz von 50 bis 60 pro Minute.

Besonderheiten:
Stark variable R-R-Abstände in Zweiergruppen, Q-Zacken in V$_5$ und V$_6$, Ende von T nicht eindeutig.

Quiz-Frage zum Thema:
Welchem Vorhof ist die betonte P-Welle zuzuordnen?

EKG-Beispiel Nr. 11:

Meßwerte:
P-Welle *vorhanden,* P-Wellenamplitude in Abl. II 0,2 mV, Dauer (Abl. II) ca. 0,1 sec, P-Wellenform unauffällig, PQ-Zeit 0,1 sec, *konstant,* R-Amplitude in Abl. I 1,3 mV, in Abl. II 0,0 mV, in Abl. III 0,0 mV, QRS-Dauer 0,12 sec (gemessen in Abl. V$_5$, V$_6$), Besonderheiten in der QRS-Form: träger Anstieg zu R, ST-Verlauf deszendierend, diskordant, T-Welle diskordant, U-Welle nicht vorhanden, QT-Dauer 0,34 sec, RR-Abstand 0,5 sec, entsprechend einer Frequenz von 125 pro Minute.

Besonderheiten:
Größte Extremitätenamplitude in aVL (= 2,2 mV).

Quiz-Frage zum Thema:
Was fällt Ihnen auf?

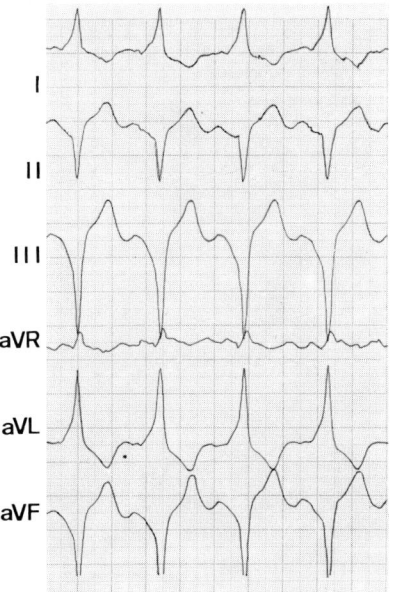
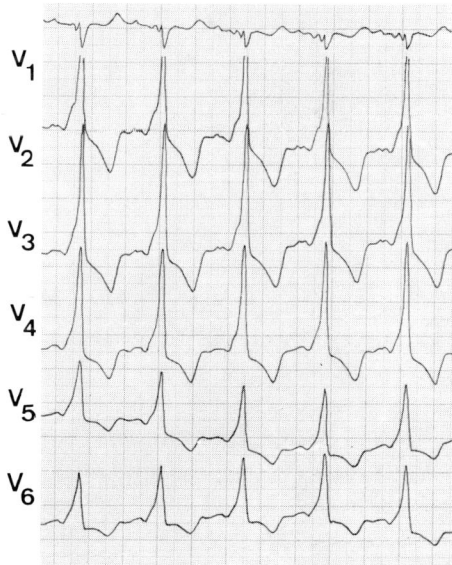

EKG-Beispiel Nr. 11

EKG-Beispiel Nr. 12:

Meßwerte:

P-Welle *vorhanden,* P-Wellenamplitude in Abl. II 0,2 mV, Dauer (Abl. II) 0,12 sec (?), P-Wellenform unauffällig, PQ-Zeit 0,32 sec, *konstant,* R-Amplitude in Abl. I 0,8 mV, in Abl. II 0,6 mV, in Abl. III 0,4 mV, QRS-Dauer 0,1 sec (gemessen in Abl. V_5), Besonderheiten in der QRS-Form: Q II, III, aVF und V_5, V_6, ST-Strecke angehoben um max. 0,1 mV in Abl. II, III, aVF, T-Welle diskordant in III, aVF, U-Welle nicht vorhanden, QT-Dauer 0,34 sec, RR-Abstand 0,74 sec entsprechend einer Frequenz von 85 pro Minute.

Besonderheiten:

Lange PQ-Zeit, ST-Hebung in II, III, aVF, Q-Zacken in II, III, aVF und V_4 bis V_6.

> *Quiz-Frage zum Thema:*
> Welcher Meßwert ist auffällig?

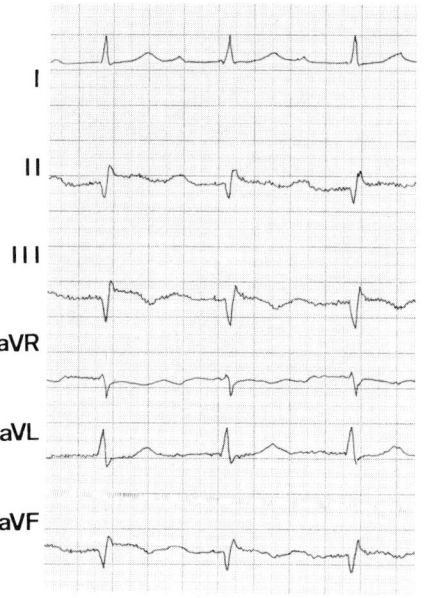
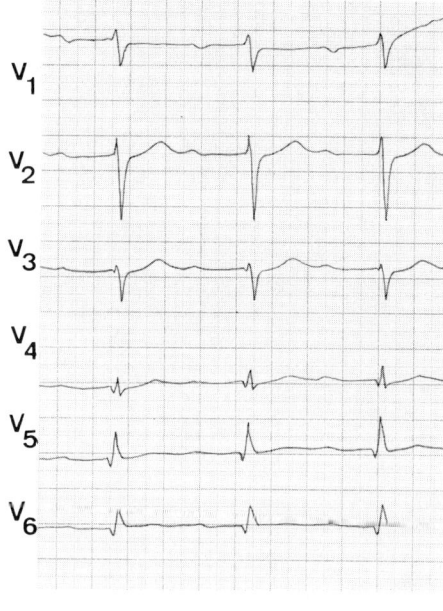
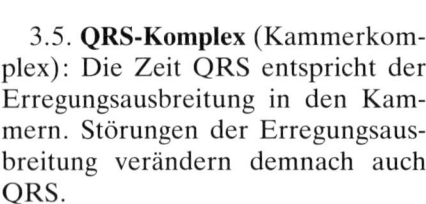

EKG-Beispiel Nr. 12

3.5. **QRS-Komplex** (Kammerkomplex): Die Zeit QRS entspricht der Erregungsausbreitung in den Kammern. Störungen der Erregungsausbreitung verändern demnach auch QRS.

3.5.1. *Grenzwerte:* Dauer 0,08 bis 0,10 sec, Amplitude in Extremitätenableitungen um 1 mV je nach Lagetyp (vgl. 3.7.).

In Brustwandableitungen etwa 1 bis 3 mV.

3.5.2. **QRS-Form.** Über dem rechten Herzen (V₁) oder auch in der »Übergangszone«, das heißt der Brustwandableitung mit gleichgroßem R und S, werden häufig gekerbte oder gesplitterte QRS-Formen gefunden. Gleichartige Veränderungen in mehreren Ableitungen, verbunden mit QRS-Verbreiterung sprechen für intraventrikuläre Erregungsausbreitungsstörungen (vgl. Schenkelblöcke Kapitel 4.3.3.).

Nomenklatur: Kleine Amplituden werden mit kleinen, große Amplituden mit großen Buchstaben beschrieben (z. B. Rr – oder Rsr -).

3.5.3. **QRS-Amplituden.** Die in den einzelnen Ableitungen meßbare QRS-Amplitude wird entscheidend von der Betrachtungsrichtung (Ableitung) bestimmt. Sie hängt weiter vom Lagetyp (Vektor) und den Ableitungsbedingungen ab. Beim Kind bestehen physiologischerweise hohe Amplituden. Hypertrophierte Herzabschnitte (vgl. Kapitel 5.2.) erzeugen in den entsprechenden Ableitungen größere Amplituden. In den gegenüberliegenden Ableitungen entspricht dem hohen R ein tiefes S.

Niedrige Amplituden können lagebedingt vorgetäuscht sein und treten dann häufig isoliert in Extremitäten- oder Brustwandableitungen auf (periphere bzw. zentrale Niedervoltage). Myocardial kann eine Niedervoltage bei Hypothyreose auftreten. Schlechte Ableitungsbedingungen (Emphysem) oder Kurzschlußströme (Perikarderguß) vermindern peripher und zentral die Amplituden. *Grenzwerte:* periphere Niedervoltage liegt vor, wenn R in allen Extremitätenableitungen kleiner als 0,5

mV, zentrale Niedervoltage, wenn R in Brustwandableitungen kleiner als 0,7 mV.

3.6. **ST und T (Kammerendteile):** Die Zeit ST und T entspricht der Vollerregung (ST) und Rückbildung der elektrischen Erregung der Herzkammern (T). Beide sind eng miteinander gekoppelt, so daß Störungen der Vollerregung auch entsprechende Veränderungen an T hervorrufen. So muß auch eine gestörte Erregungsausbreitung (QRS) sekundär zu Veränderungen an ST und T führen. Physiologische Änderungen im vegetativen Tonus, Änderungen der extrazellularen Flüssigkeit (Elektrolyte, vergleiche Kapitel 5.3., Säurenbasenhaushalt), Medikamente (Digitalis, Antiarrhythmika), Verletzungen (Pericarditis, Traumen, Tumoren, Infarkte, vergleiche Kapitel 5.1.), Ischämie sind die wichtigsten Ursachen für Veränderungen am Kammerendteil.

Die Interpretation der Kammerendteilveränderungen gehört zu den schwierigsten EKG-Aussagen. Sie darf nur im Zusammenhang mit der Kenntnis weiterer Angaben vorgenommen werden (Alter, Medikation, Blutdruck, Elektrolyte).

EKG-Beispiel Nr. 13:

Meßwerte:

P-Welle *vorhanden*, P-Wellenamplitude in Abl. II 0,15 mV, Dauer (Abl. II) 0,08 sec, P-Wellenform unauffällig, PQ-Zeit ∅, R-Amplitude in Abl. I 1,2 mV, in Abl. II 0,8 mV, in Abl. III 0,2 mV, QRS-Dauer 0,18 sec, Besonderheiten in der QRS-

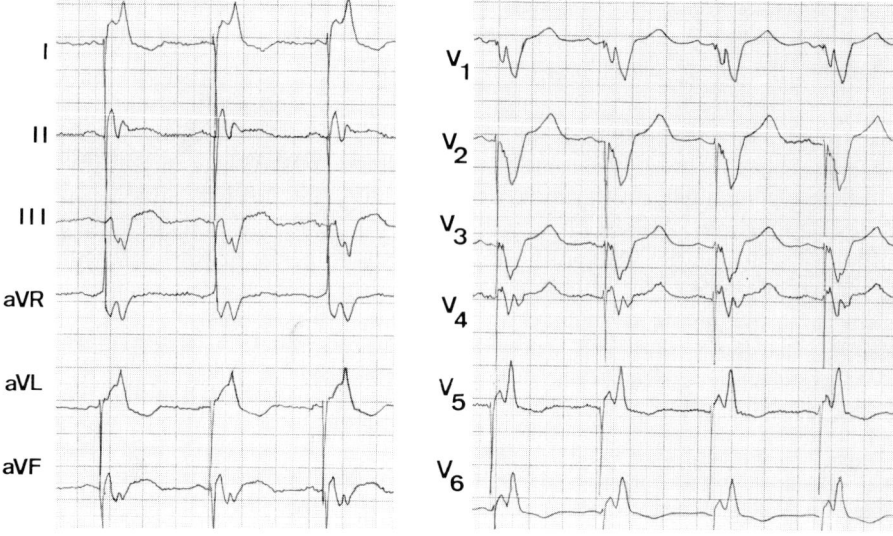

EKG-Beispiel Nr. 13

Form: plump deformiert, ST-Verlauf diskordant, T-Welle diskordant, U-Welle nicht vorhanden, QT-Dauer 0,4 sec, RR-Abstand 0,66 sec, entsprechend einer Frequenz von 90 pro Minute.

Besonderheiten:
Plump deformierte QRS-Komplexe, Diskordanz der Kammerendteile, vor Beginn von QRS haarfeiner Ausschlag von großer Amplitude. Fehlende Beziehung zwischen P und QRS.

> *Quiz-Frage zum Thema:*
> Was könnte der Veränderung zugrunde liegen?

EKG-Beispiel Nr. 14:

Meßwerte:
P-Welle *vorhanden,* P-Wellenamplitude in Abl. 0,10 mV, Dauer (Abl. II) 0,08 sec, P-Wellenform, unauffällig, PQ-Zeit 0,16 sec, *konstant,* R-Amplitude in Abl. I 1,2 mV, in Abl. II 0,6 mV, in Abl. III 0,6 mV, QRS Dauer 0,12 sec (gemessen in Abl. V$_1$), Besonderheiten in der QRS-Form: rR in V$_1$, qRS in I, ST-Verlauf deszendierend, diskordant, T-Welle diskordant, U-Welle nicht vorhanden, QT-Dauer 0,38 sec, RR-Abstand 1,04 sec, entsprechend einer Frequenz von 56 pro Minute.

Besonderheiten:
Veränderungen der QRS-Form mit hohen positiven R-Zacken rechtspräcordial, Aufsplitterung und

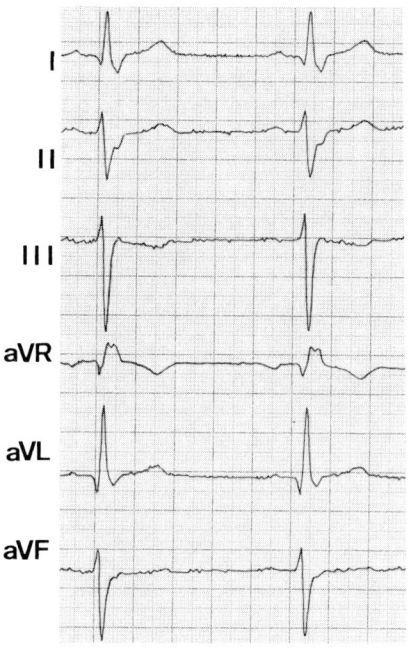

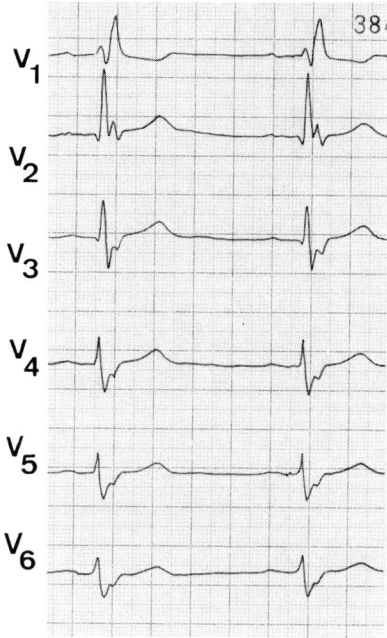

EKG-Beispiel Nr. 14

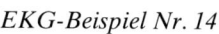

QRS-Verbreiterung. Größte Extremitäten-Amplitude in aVL.

> *Quiz-Frage zum Thema:*
> Was könnte der Veränderung zugrunde liegen?

EKG-Beispiel Nr. 15:

Meßwerte:
P-Welle *vorhanden*, P-Wellenamplitude in allen Abl. II < 0,1 mV, Dauer (Abl. II) 0,08 sec, P-Wellenform unauffällig, PQ-Zeit 0,12 sec, konstant, R-Amplitude in Abl. I 1,1 mV, in Abl. II 0,9 mV, in Abl. III 0,1 mV, QRS-Dauer 0,06 sec (ge-

messen in Abl. V_6), Besonderheiten in der QRS-Form: ST-Strecke gesenkt um max. 0,1 mV in V_5, ST-Verlauf angedeutet deszendierend in V_6, II, aVF, T-Welle *diskordant, terminal negativ*, U-Welle *nicht vorhanden*, QT-Dauer 0,3 sec, RR-Abstand 0,64 sec entsprechend einer Frequenz von 96 pro Minute.

Besonderheiten:
Terminal spitz negatives T bei sonst weitgehend unauffälligem EKG.

> *Quiz-Frage zum Thema:*
> Welcher Teil der Erregung ist gestört?

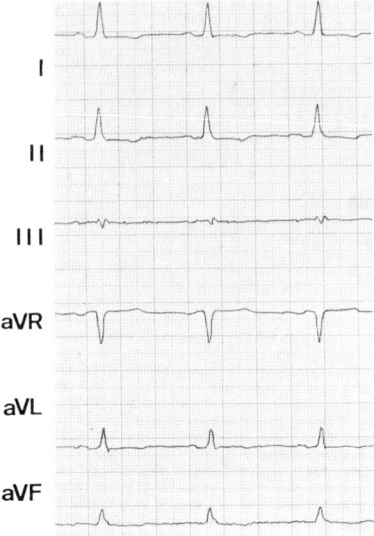
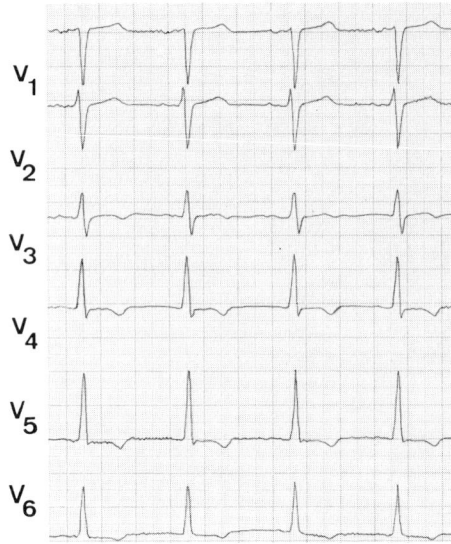

EKG-Beispiel Nr. 15

3.7. Lagetypen

3.7.1. **QRS-Vektor:** Die vom Sinusknoten ausgehende Front der elektrischen Erregung beschreitet bis zum Erreichen der letzten Muskelfasern häufig wechselnde Richtungen. Auch für die Erregungsrückbildung kann ein ständiger Richtungswechsel nachgewiesen werden. Die Vorgänge lassen sich durch Vektorschleifen darstellen. Für praktische Belange interessiert vor allem die *Erregungsausbreitungsrichtung in den Herzkammern.* Diese entspricht, vereinfacht dargestellt, der Projektion des QRS-Komplexes in die Frontalebene. Der »Lagetyp« des Herzens wird daher aus den Extremitätenableitungen bestimmt (siehe *Cabrera*-Kreis, *Abbildung 2,* Kapitel 1.2.4.).

3.7.2. **Methoden zur Lagetypbe-**stimmung: Der Lagetyp kann exakt auf geometrische Weise oder planimetrisch durch Vergleich der QRS-Flächen ermittelt werden.

Klinisch ist die Abschätzung mit Hilfe der sechs Extremitätenableitungen ausreichend und einfach durchführbar:

a) Man sucht diejenige Ableitung, welche die kleinste *QRS-Amplitude* besitzt oder wechselsinnig ist (die Flächen von Q oder S werden dabei gegen die Fläche von R aufgerechnet). Die Erregungsausbreitungsrichtung steht zu der so gefundenen Ableitung *senkrecht.*

b) Die senkrecht zu der unter a gefundenen Ableitung stehende *größte* QRS-Amplitude bezeichnet die Richtung der Erregungsausbreitung.

Beispiel: QRS III ist am kleinsten,

der Lagetyp zeigt senkrecht zu 7 Uhr. Ableitung I und II besitzen die größte Amplitude.

Somit zeigt der QRS-Vektor zwischen 3 Uhr (I) und 5 Uhr (II) also nach 4 Uhr (= plus 30 Grad).

3.7.3. **Einteilung der Lagetypen:** Lagetypen lassen sich exakt in Winkelgraden beschreiben (vgl. *Cabrera*-Kreis, *Abb. 2*). In der Praxis genügt die grobe Einteilung:

a) *überdrehter Linkstyp:* Vektor minus 30 Grad und mehr (ausgehend von QRS-Vektor 0 Grad bei 3 Uhr);

b) *Linkstyp:* QRS-Vektor minus 30 Grad bis plus 30 Grad (2 Uhr bis 4 Uhr);

c) *Mitteltyp* (synonym Indifferenztyp, semivertikale Lage, Zwischenlage): plus 30 bis plus 60 Grad (4 bis 5 Uhr);

d) *Steiltyp* (synonym vertikale Lage): plus 60 Grad bis plus 90 Grad (5 bis 6 Uhr);

e) *Rechtstyp:* (synonym: gelegentlich auch vertikale Lage genannt): 90 bis 120 Grad (6 bis 7 Uhr);

f) *überdrehter Rechtstyp:* mehr als 120 Grad (weiter als 7 Uhr).

EKG-Beispiel Nr. 16:

Meßwerte:

P-Welle *vorhanden,* P-Wellenamplitude in Abl. II 0,1 mV, Dauer (Abl. II) 0,06 sec, P-Wellenform unauffällig, PQ-Zeit 0,12 sec, *konstant,* R-Amplitude in Abl. I 0,5 mV, in Abl. II 0,6 mV, in Abl. III 0,3 mV, QRS-Dauer 0,08 sec (gemessen in Abl. V_1), Besonderheiten in der QRS-Form: keine, ST-Strecke iso-

elektrisch, T-Welle diskordant in III, 2 VF, U-Welle nicht vorhanden, QT-Dauer 0,28 sec, RR-Abstand 0,42 sec, entsprechend einer Frequenz von 140 pro Minute.

Besonderheiten:

Abgeflachte T-Wellen linkspräcordial.

Quiz-Frage zum Thema:
Welcher Lagetyp liegt vor?

EKG-Beispiel Nr. 17:

Meßwerte:

P-Welle *vorhanden,* P-Wellenamplitude in Abl. II 0,1 mV, Dauer (Abl. II) 0,1 sec, P-Wellenform angedeutet *linksbetont,* PQ-Zeit 0,14 sec, *konstant,* R-Amplitude in Abl. I 1,0 mV, in Abl. II 0,6 mV, in Abl. III < 0,1 mV, QRS-Dauer 0,09 sec (gemessen in Abl. V_1), Besonderheiten in der QRS-Form: Knotung in II, ST-Strecke gesenkt um maximal 0,2 mV, ST-Verlauf muldenförmig (II, V_6), T-Welle *konkordant,* U-Welle nicht vorhanden, QT-Dauer 0,32 sec, RR-Abstand 0,68 sec, entsprechend einer Frequenz von 90 pro Minute.

Besonderheiten:

Biphasische P-Wellen, ST-Senkung linkspräcordial.

Quiz-Frage zum Thema:
Welcher Lagetyp liegt vor?

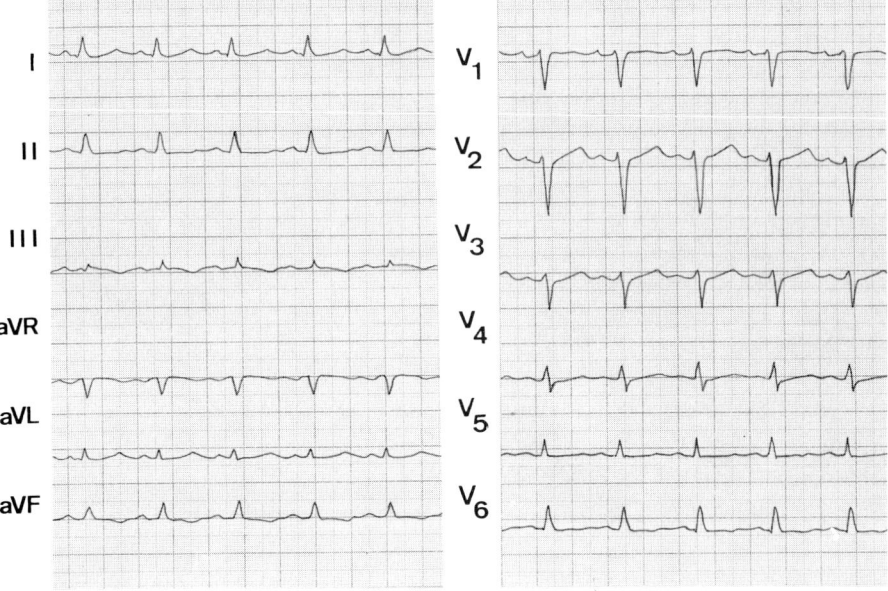

EKG-Beispiel Nr. 16

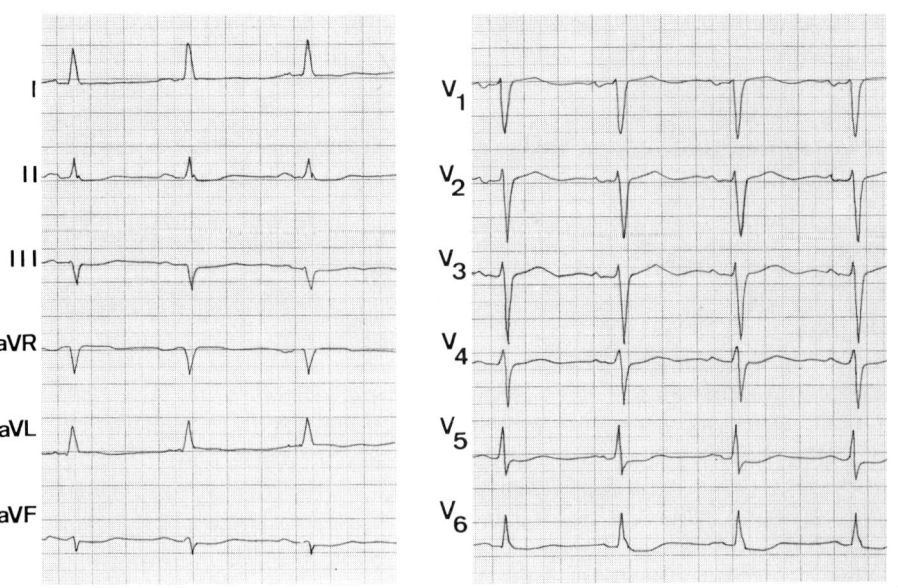

EKG-Beispiel Nr. 17

EKG-Beispiel Nr. 18:

60jährige Patientin mit chronisch-obstruktiver Bronchitis, chronischem Cor pulmonale, Adipositas und Rechtsherzdekompensation.

Meßwerte:
P-Welle *vorhanden*, P-Wellenamplitude in Abl. II 0,15 mV, Dauer (Abl. II) 0,1 sec, P-Wellenform biatrial betont (?), PQ-Zeit 0,14 sec, *konstant,* R-Amplitude in Abl. I 0,25 mV, in Abl. II 0,5 mV, in Abl. III 0,65 mV, QRS-Dauer 0,1 sec (gemessen in Abl. V_1), Besonderheiten in der QRS-Form: rR′ in V_1, ST-Strecke gesenkt um maximal 0,1 mV (II, III, aVF), ST-Verlauf deszendierend in III, aVF, T-Welle konkordant, U-Welle nicht vorhanden, QT-Dauer 0,30 sec, RR-Abstand 0,62 sec, entsprechend einer Frequenz von 98 pro Minute.

Besonderheiten:
rR′ in V_1 mit Verspätung der endgültigen Negativitätsbewegung (0,06 sec nach R-Beginn), S-Zacken bis V_6.

Quiz-Frage zum Thema:
Welcher Lagetyp liegt vor?

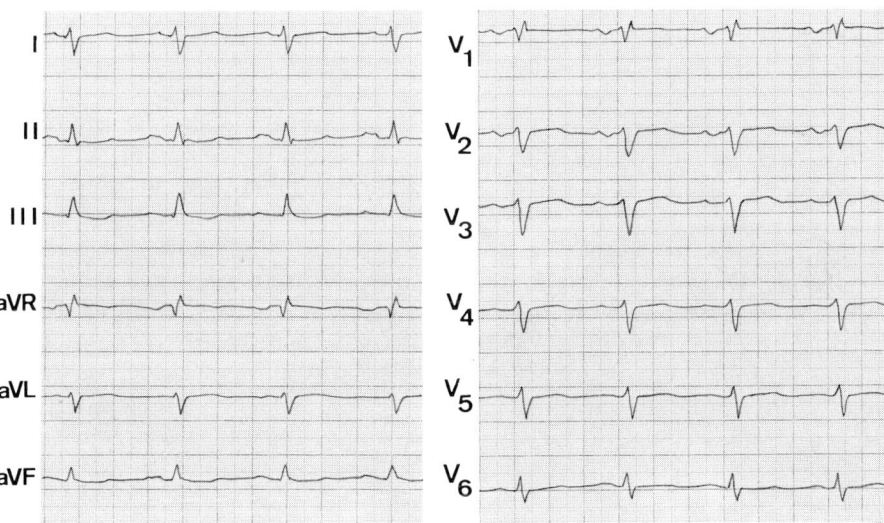

EKG-Beispiel Nr. 18

4. Einfache Rhythmusanalyse

Das EKG ist die einzige objektive Methode zur Analyse von Rhythmusstörungen. Auch spezielle Maßnahmen zur intrakardialen Rhythmusdiagnostik basieren auf der Erfassung von EKG-Signalen.

4.1. Die Erregungsleiter läßt sich nach dem in *Abbildung 4* (s. Seite 19) gezeigten Schema darstellen und mit dem Oberflächen-EKG in Beziehung setzen.

4.2. Supraventrikuläre Rhythmusstörungen

Da die Erregungsbildung im Sinusknoten aus dem Oberflächen-EKG nicht erkennbar ist, kann über seine Tätigkeit lediglich eine indirekte Aussage getroffen werden. Auch die sinuatriale Leitung (1 in *Abb. 4*) kann deshalb nicht aufgezeichnet werden. Erregungsbildungs- und Leitungsstörungen im Vorhof sind an der P-Welle abzulesen (Abschnitt 2, *Abb. 4*). Die Erregungsleitung im AV-Knoten wird durch die PQ-Zeit erfaßt (Abschnitt 2 und 3, *Abb. 4*). Intraventrikuläre Leitungsstörungen und Erregungsbildungsstörungen (Extrasystolen) manifestieren sich im QRS-Komplex (Abschnitt 4, *Abb. 4*).

4.2.1. Supraventrikuläre Extrasystolie: Kennzeichen: wie jede Extrasystolie ist auch die supraventrikuläre Extrasystolie *vorzeitig,* das heißt, ihr Auftreten ist früher als aus dem vorangehenden EKG-Verlauf zu erwarten. Der Vorhof wird erregt, daher ist eine *P-Welle* vorhanden. Je nach Ursprungsort im Vorhof kann aber die Form der P-Welle vom üblichen abweichen. Die extrasystolische Erregung verläuft anschließend auf normalen Bahnen, das heißt *PQ und QRS werden grundsätzlich nicht verändert* (geringe Abweichungen entsprechen der Vorzeitigkeit und geringfügigen Ermüdungserscheinungen in der Leitungsbahn).

4.2.2. Vorhoftachykardie, supraventrikuläre Tachykardie: Treten supraventrikuläre Extrasystolen in konsequenter Folge auf, so entsteht ein beschleunigter Rhythmus, dessen Einzelzyklen einer supraventrikulären Extrasystole entsprechen. Die rasche Folge der extrasystolischen Aktionen kann aber zu Verschmelzungen (T-P-Verschmelzungen) führen. Ebenso sind bei supraventrikulären Tachykardien Aberrationen der atrioventrikulären und intraventrikulären Leitung fast regelmäßig anzutreffen. Eine Differentialdiagnose zur ventrikulären Tachykardie (siehe dort) kann deshalb schwierig oder unmöglich werden.

4.2.3. Supraventrikuläre Ersatzsystolen: Nimmt die Frequenz des vorgeschalteten Erregungszentrums (Sinusknoten) ab, so können Ersatzsystolen oder Ersatzrhythmen auftreten. Kennzeichen ist ein gegenüber dem erwarteten Schlag verspätetes Einfallen der Ersatzsystole. Meist übernimmt das nächste nachgeschaltete Zentrum (Vorhof, AV-Knoten, *His*-Bündel, *Tawara*-Schenkel, Kammermuskulatur in angegebener Folge) die Führung. Man unterscheidet somit *Vorhof-Ersatz-Systolen* und *-rhythmen, AV-Knoten-Ersatzsystolen* und *-rhythmen,* sowie Ersatzsystolie aus *His-*Bündel, *Tawara-*Schenkeln und Kammermyokard. Bei supraventrikulärer Herkunft ist die ventrikuläre *Erregungsausbreitung unverändert,* solange normale Bahnen benutzt werden. Die Lokalisation des Zentrums gelingt aus der Beziehung von P zur ventrikulären Erregungsausbreitung.

4.2.4. **Vorhofflimmern** und -flattern sind als Sonderformen der supraventrikulären Tachykardien aufzufassen. Beim *Vorhofflimmern* erfolgt die Vorhoferregung hochfrequent mit 400 bis 600 Erregungen pro Minute, unkoordiniert und inhomogen, so daß auch mechanisch keine geordnete Vorhoftätigkeit zustande kommt. Nur einzelne Flimmerwellen sind in der Lage, den AV-Knoten zur Weiterleitung zu veranlassen. Die Erregungsfortleitung geschieht unregelmäßig, so daß eine *»absolute Arrhythmie«* der Kammern bei Vorhofflimmern resultiert.

Je nach der Frequenz einer Überleitung im AV-Knoten kann eine *»Bradyarrhythmie absoluta bei Vorhofflimmern«,* eine *»Tachyarrhythmia absoluta bei Vorhofflimmern«,* oder eine normofrequente absolute Arrhythmie bei Vorhofflimmern resultieren.

Elektrokardiographisch sind anstelle geordneter P-Wellen unregelmäßige, ungeordnete und hochfrequente Schwingungen der Basislinie zu sehen. Der Erregungsablauf in den Herzkammern ist prinzipiell nicht verändert, da die Ventrikel auf normalen Bahnen erregt werden.

4.2.5. **Vorhofflattern** unterscheidet sich vom Vorhofflimmern durch eine niedrigere Frequenz, welche zwischen 250 und 350 pro Minute gefunden wird. Der wesentlichste Unterschied besteht in einer elektrisch und mechanisch *geordneten Vorhoftätigkeit.* Diese ist im EKG als regelmäßige, »sägezahnartige« Nullinienschwankung zu erkennen.

Da auch beim Vorhofflattern nicht alle Vorhoferregungen den AV-Knoten passieren können, entsteht ein meist fixes *Überleitungsverhältnis,* welches sich mit 2:1, 3:1 usw. exakt beschreiben läßt. Analog zum Vorhofflimmern spricht man bei unregelmäßiger Überleitung von absoluter Arrhythmie bei Vorhofflattern. Übergänge von Vorhofflimmern zum Vorhofflattern sind häufig (*»Flimmer-Flattern«*).

EKG-Beispiel Nr. 19:

42jähriger gesunder Mann mit »Herzstolpern«.

Meßwerte:

P-Welle *vorhanden,* bei 2. Herzaktion: fragliches P (T-P-Verschmelzung), P-Wellenamplitude in Abl. II 0,15 mV, Dauer (Abl. II) 0,1 sec, P-Wellenform unauffällig, PQ-Zeit 0,16 sec, inkonstant, bei 2. Herzaktion etwa 0,20 sec, R-Amplitude in Abl. I 0,8 mV, in Abl. II 0,4 mV, in Abl. III 0,1 mV, QRS-Dauer 0,08 sec (gemessen in Abl. II), Besonderheiten in der QRS-Form: keine, ST-Verlauf aszendierend, T-Welle konkordant, U-Welle nicht vorhanden, QT-Dauer 0,36 sec, RR-Abstand

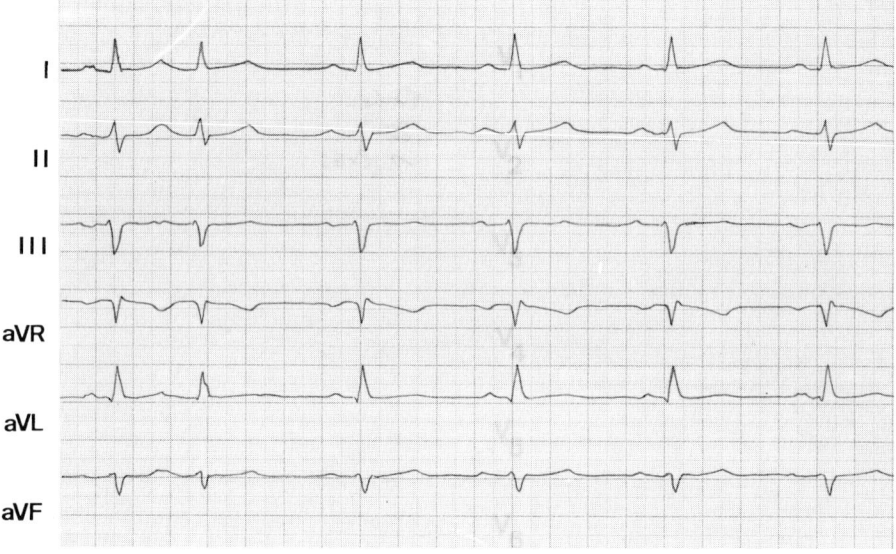

EKG-Beispiel Nr. 19

0,82 sec (0,46 sec), entsprechend einer Frequenz von 73 pro Minute.

Besonderheiten:
2. QRS-Komplex vorzeitig (RR-Intervall 0,46 gegenüber 0,82 sec). QRS-Form nicht verändert. PQ-Zeit bei vorzeitiger Herzaktion geringfügig verlängert (T-P-Verschmelzung).

> *Quiz-Frage zum Thema:*
> Wie lautet Ihre Diagnose?

+0,2 mV, Dauer (Abl. II) 0,08 sec, P-Wellenform: a) spitz negativ, b) spitz positiv, PQ-Zeit: a) 0,12 sec, b) 0,14 sec, R-Amplitude in Abl. I 0,8 mV, in Abl. II 1,4 mV, in Abl. III 0,4 mV, QRS-Dauer 0,08 sec (gemessen in Abl. II), Besonderheiten in der QRS-Form: keine, ST-Verlauf aszendierend, T-Welle konkordant, U-Welle nicht vorhanden, QT-Dauer 0,32 sec, RR-Abstand 0,59 sec bis 0,69 sec, entsprechend einer Frequenz von 84 bis 108 pro Minute.

EKG-Beispiel Nr. 20:

15jähriger, sportlich aktiver Junge. Pulsunregelmäßigkeiten.

Meßwerte:
P-Welle *vorhanden,* P-Wellenamplitude in Abl. II: a) −0,2 mV, b)

Besonderheiten:
Plötzlicher Frequenzwechsel mit Änderung von P und PQ.

> *Quiz-Frage zum Thema:*
> Welche Rhythmusstörung liegt vor?

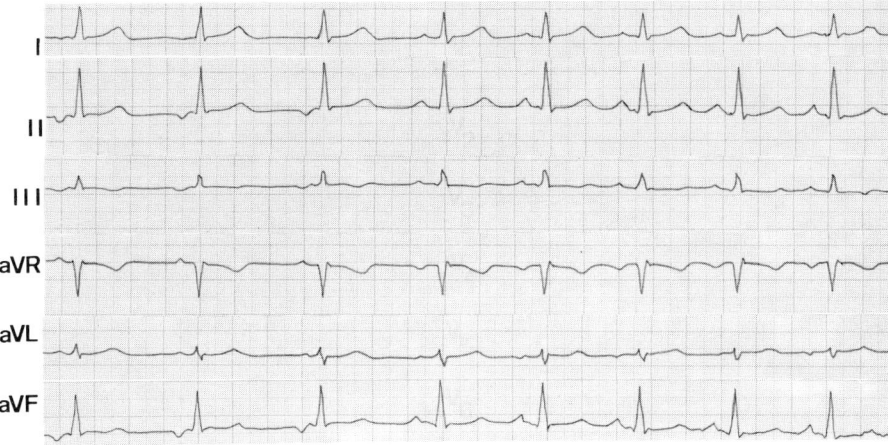

EKG-Beispiel Nr. 20

EKG-Beispiel Nr. 21:

28jähriger Mann, Tachykardie, Cyanose. Herzfehler seit Kindheit bekannt.

Meßwerte:

P-Welle *nicht vorhanden*, Flimmerwellen, R-Amplitude in Abl. I 1,0 mV, in Abl. II 0,7 mV, in Abl. III 0,1 mV, QRS-Dauer 0,12 sec (gemessen in Abl. V_1, Besonderheiten in der QRS-Form: rR' in V_1, V_2 plumpe Deformierung, ST-Verlauf und T-Welle diskordant, U-Welle nicht vorhanden, QT-Dauer etwa 0,3 sec, RR-Abstand 0,3 sec bis 0,44 sec, entsprechend einer Frequenz von 160 pro Minute.

Besonderheiten:

Fehlendes P. Unregelmäßige RR-Abstände. Positive R-Zacken rechtspräcordial mit rR'.

Quiz-Frage zum Thema:
Welche Rhythmusstörung vermuten Sie?

EKG-Beispiel Nr. 22:

65jährige Frau, Hypertonienanamnese, Schwindelattacken (viele »sägezahnartige« P-Wellen).

Meßwerte:

P-Welle *vorhanden*, P-Wellenamplitude in Abl. V_1 0,2 mV, Dauer nicht bestimmbar, P-Wellenform sägezahnartig, PQ-Zeit nicht bestimmbar, R-Amplitude in Abl. I 1,0 mV, in Abl. II 0,6 mV, in Abl. III < 0,1 mV, QRS-Dauer 0,08 sec (gemessen in Abl. V_2), Besonderheiten in der QRS-Form: relativ hohe R-Zacke in V_1, ST-Strecke und ST-Verlauf nicht bestimmbar, T-Welle konkordant (?), U-Welle nicht vorhanden (?), QT-Dauer: etwa 0,4 sec (Abl. I), RR-Abstand 1,1 bis 1,2 sec, entsprechend einer Frequenz von 50 bis 55 pro Minute.

Besonderheiten:

»Sägezahnform« der P-Wellen. Vorhoffrequenz 270 pro Minute.

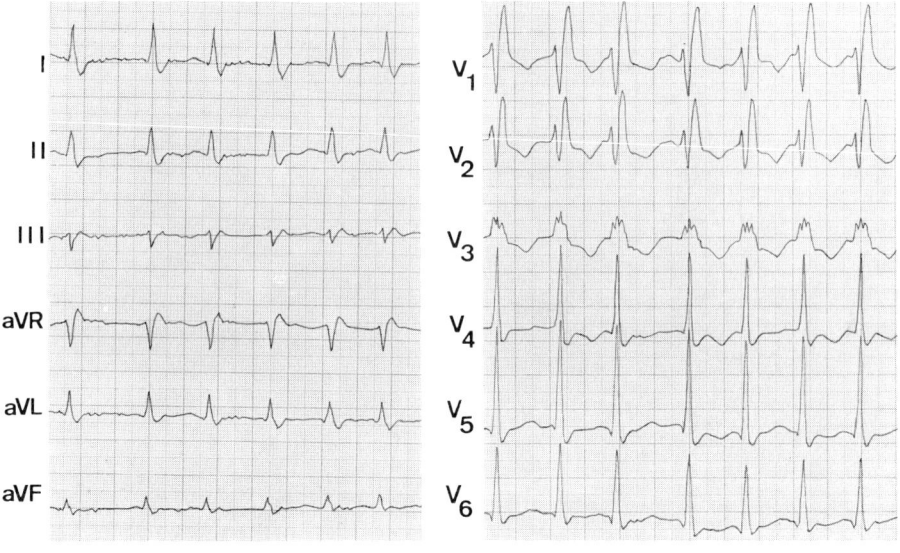

EKG-Beispiel Nr. 21

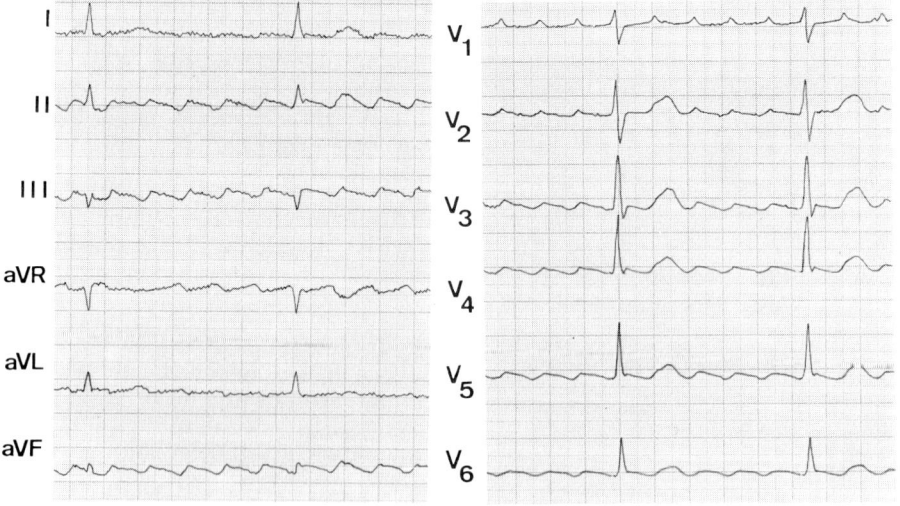

EKG-Beispiel Nr. 22

Nur partielle AV-Überleitung im Verhältnis 5:1 bis 6:1.

Quiz-Frage zum Thema:
Wie lautet Ihre Diagnose zum Herzrhythmus?

4.2.6. Ventrikuläre Extrasystolie:
Kennzeichen: wie bei der supraventrikulären Extrasystolie ist auch hier das *wichtigste Kennzeichen die Vorzeitigkeit.* Da eine Vorhoferregung zur Entstehung der Extrasystole nicht benötigt wird, ist für die ventrikuläre Extrasystole das *Fehlen eines P* kennzeichnend. Nur bei Erregungsbildung im His-Bündel läuft die Erregung auf normalen Bahnen, so daß die QRS-Form unverändert bleibt. Alle anderen Ursprungsorte führen zur Aberration der Erregungsausbreitung, so daß der *QRS-Komplex plump deformiert* erscheint.

4.2.7. Ventrikuläre Tachykardie:
Analog zur Vorhoftachykardie ist die ventrikuläre Tachykardie als Aufeinanderfolge von ventrikulären Extrasystolen aufzufassen, die Kammerkomplexe entsprechend deformiert, P ohne Bezug zu QRS.

4.2.8. Polytope Extrasystolie:
Nehmen Extrasystolen ihren Ausgang von verschiedenen Zentren, so spricht man von polytoper Extrasystolie. Ihr Ursprung kann ventrikulär und supraventrikulär sein, ebenso auch in Vorhof und Ventrikel unterschiedliche Zentren besitzen, so daß dann von polytoper supraventrikulärer Extrasystolie oder polytoper ventrikulärer Extrasystolie zu sprechen ist.

EKG-Beispiel Nr. 23:

68jährige Frau mit labiler arterieller Hypertonie und Digitalismedikation. Gelegentlich Diuretika.

Meßwerte:
P-Welle vorhanden, P-Wellenamplitude in Abl. II 0,2 mV, Dauer (Abl. I, II) 0,10 sec, P-Wellenform unauffällig, PQ-Zeit 0,14 sec, teils fehlend, R-Amplitude in Abl. I 0,8 mV, in Abl. II 0,7 mV, in Abl. III 0,4 mV, QRS-Dauer: a) 0,08 sec (gemessen in Abl. II), b) 0,14 sec (gemessen in Abl. II), Besonderheiten in der QRS-Form: a) Q in Abl. III; b) teils deformiert, ST-Verlauf: a) aszendierend, b) deszendierend, T-Welle: a) konkordant, b) diskordant, U-Welle nicht vorhanden, QT-Dauer: a) 0,4 sec, b) 0,36, RR-Abstand 0,420 bis 1,00 sec, entsprechend einer Frequenz von 60 bis 100 pro Minute.

Besonderheiten:
Teils fehlende P-Wellen. Dabei plump deformierte QRS-Komplexe. Regelmäßiger Wechsel zwischen »Normalschlag« und abweichender Erregungsausbreitung.

Quiz-Frage zum Thema:
Welche Rhythmusstörung liegt vor?

EKG-Beispiel Nr. 24a:

69jähriger Mann, Zustand nach Infarkt vor 6 Monaten.

Meßwerte:
P-Welle vorhanden, P-Wellenamplitude in Abl. II 0,2 mV, Dauer (Abl. II) 0,12 sec, P-Wellenform

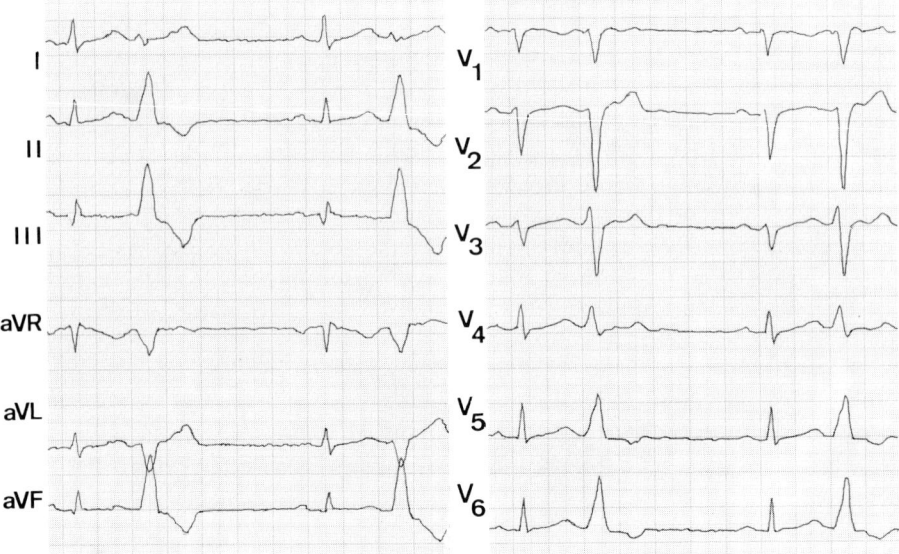

EKG-Beispiel Nr. 23

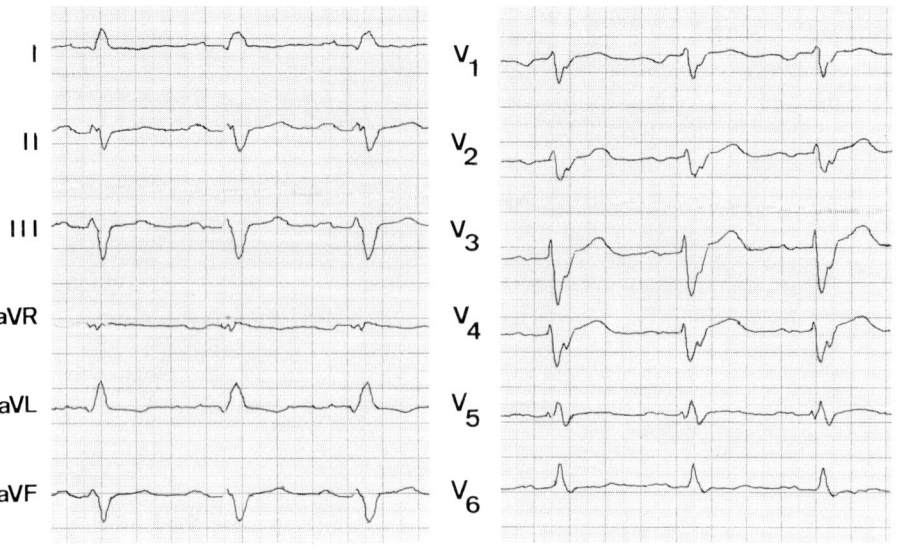

EKG-Beispiel Nr. 24a

linksbetont, PQ-Zeit 0,2 sec, konstant, R-Amplitude in Abl. I 0,5 mV, in Abl. II 0,2 mV, in Abl. III 0,3 mV, QRS-Dauer 0,14 sec (gemessen in Abl. V_3), Besonderheiten in der QRS-Form: plumpe Deformierung, ST-Verlauf und T-Welle diskordant, U-Welle nicht vorhanden, QT-Dauer 0,4 sec, RR-Abstand 0,76 sec, entsprechend einer Frequenz von 79 pro Minute.

Besonderheiten:
Deformierung von QRS, linksatriale Belastung, intraatriale Leitungsverlängerung (P-Dauer 0,12 sec).

Quiz-Frage zum Thema:
Liegt eine Rhythmusstörung vor?

EKG-Beispiel Nr. 24b:

Gleicher Patient wie 24a. Jetzt Herzjagen mit Kollaps.

Meßwerte:
P-Welle nicht vorhanden (?), R-Amplitude in Abl. I ca. 0,6 mV, in Abl. II ca. 0,3 mV, in Abl. III 0,3 mV, QRS-Dauer 0,16 sec? (gemessen in Abl. I), Besonderheiten in der QRS-Form: weitere Verplumpung (vgl. 24a), ST und T diskordant, U-Welle nicht vorhanden, QT-Dauer ca. 0,28 sec, RR-Abstand 0,32 sec, entsprechend einer Frequenz von 170 pro Minute.

Besonderheiten:
Deformierung von QRS und Tachykardie.

Quiz-Frage zum Thema:
Welche Rhythmusstörung liegt vor?

EKG-Beispiel Nr. 25:

45jähriger Mann mit »Herzstolpern«.

Meßwerte:
P-Welle vorhanden, P-Wellenamplitude in Abl. V_1 ± 0,1 mV, Dauer (Abl. V_1) 0,08 sec, P-Wellenform unauffällig, PQ-Zeit 0,16 sec inkonstant, QRS-Dauer 0,08 sec (gemessen in Abl. V_1), 1mal QRS-Dauer 0,12 sec, Besonderheiten in der QRS-Form: 1mal aberrierende QRS-Form, ST-Verlauf aszendierend, T-Welle konkordant, 1mal diskordant, U-Welle nicht vorhanden, QT-Dauer 0,34 sec, RR-Abstand 0,76 sec, entsprechend einer Frequenz von 80 pro Minute.

Besonderheiten:
Zwei vorzeitige QRS-Komplexe verschiedener Form *mit* vorangehendem P (P-T-Verschmelzung), PQ dabei auf etwa 0,18 sec verlängert.

Quiz-Frage zum Thema:
Welche Rhythmusstörung liegt vor?

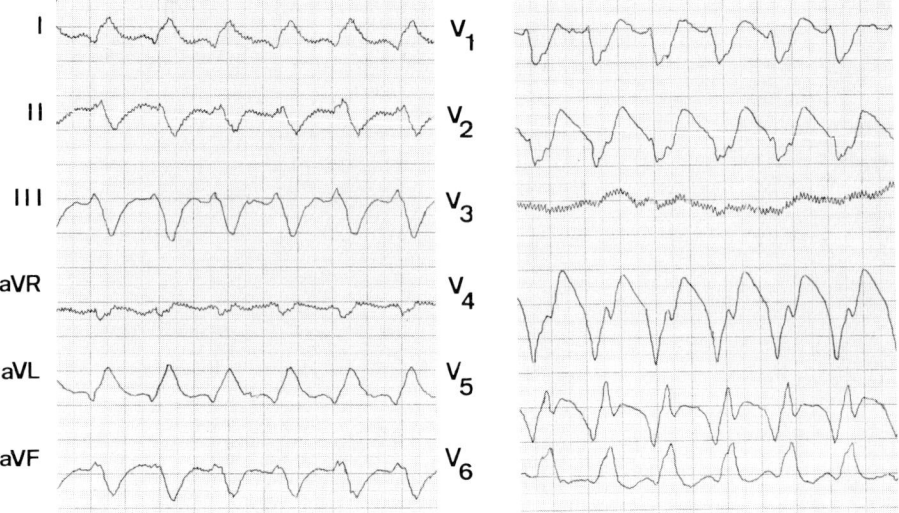

EKG-Beispiel Nr. 24b

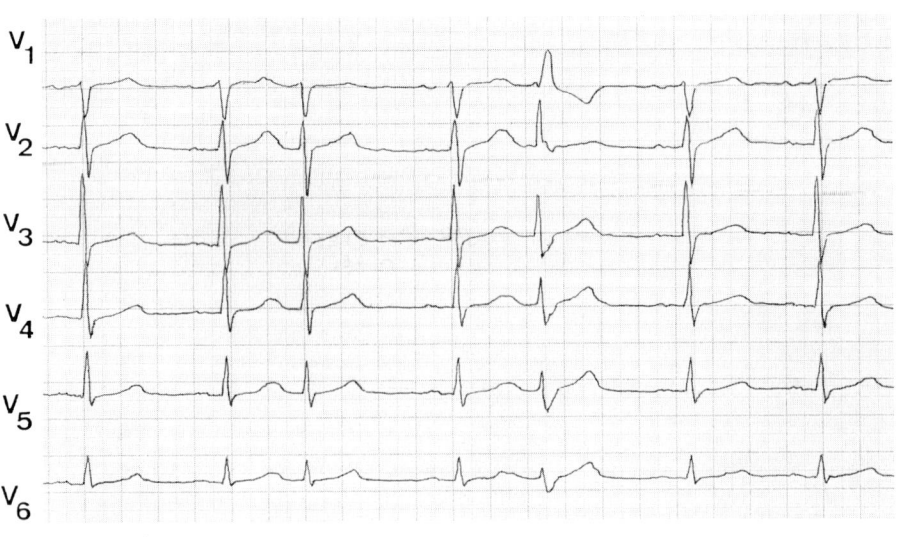

EKG-Beispiel Nr. 25

EKG-Beispiel Nr. 26:

Gleicher Patient wie in Beispiel 24a und b.

Meßwerte:
P-Welle vorhanden, P-Wellenamplitude in Abl. V_1 +0,1 mV bis −0,2 mV, Dauer (Abl. V_1) 0,1 sec, P-Wellenform linksbetont, PQ-Zeit 0,16 sec, konstant, QRS-Dauer 0,12 sec (gemessen in Abl. V_1) (außer 1., 2., 3., 7. Schlag), Besonderheiten in der QRS-Form: breites S, ST-Strecke angehoben um max. 0,2 mV in Abl. V_3, ST-Verlauf aszendierend, T-Welle konkordant, U-Welle nicht vorhanden, QT-Dauer 0,38 sec, RR-Abstand 0,62 sec, entsprechend einer Frequenz von 96 pro Minute.

Besonderheiten:
Mehrere aberrierende QRS-Komplexe mit Diskordanz der Kammerendteile. Es lassen sich zwei Ursprungsorte unterscheiden (1. und 7. Schlag, 2. und 3. Schlag).

> *Quiz-Frage zum Thema:*
> Welche Rhythmusstörung liegt vor?

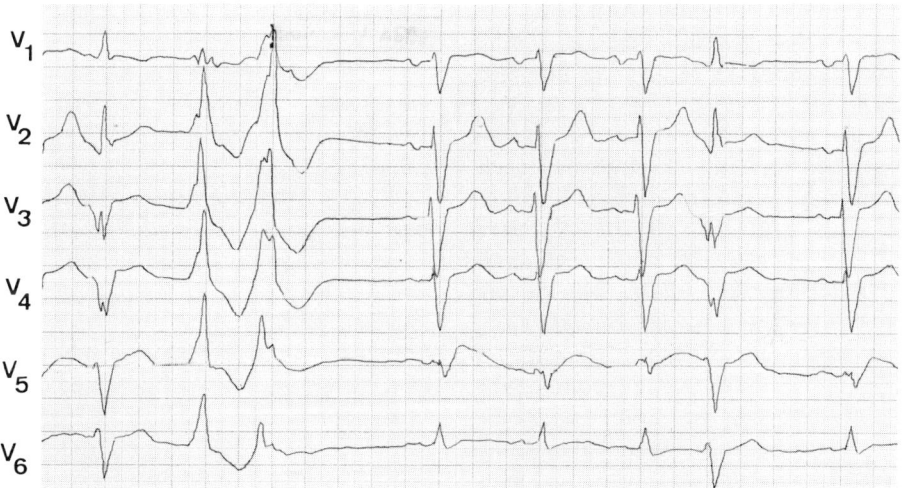

EKG-Beispiel Nr. 26

4.3. **Erregungsleitungsstörungen:** In allen physiologischen Erregungsleitungsbahnen können Störungen auftreten; man unterscheidet:
a) *verzögerte Leitung* = Blockierung I. Grades (zum Beispiel AV-Block I. Grades),
b) *intermittierende Unterbrechung* = Blockierung II. Grades (zum Beispiel sinuatriale Blockierung oder AV-Blockierung II. Grades).
Bei Vorhandensein eines konstanten Blockierungsverhältnisses (2:1, 3:1 usw.) liegt eine *Blockie-*

rung II. Grades Typ Mobitz vor. Nimmt die Leitung kontinuierlich zu (Ermüdung) bis zur temporären vollständigen Unterbrechung, so besteht eine *Blockierung II. Grades vom Typ Wenckebach.*

c) Eine vollständige Leitungsunterbrechung heißt *totaler Block* oder *Blockierung III. Grades.*

Die genannten Störungen lassen sich an der *sinuatrialen Leitung* und an der *atrio-ventrikulären Leitung* unterscheiden.

4.3.1. **Sinuatriale Blockierung:** Da die Sinusknotenerregung nicht darstellbar ist, kann man einen SA-Block I. Grades im Oberflächen-EKG nicht erkennen.

Aus dem gleichen Grunde ist auch die *Blockierung II. Grades* nur indirekt nachzuweisen: Wird eine vom Sinusknoten kommende Erregung nicht fortgeleitet, so fehlt das nachfolgende P (Vorhof). Ein einzelner Zyklus fehlt, das *erwartete Intervall P – P oder R – R wird verdoppelt.* Wiederholt sich diese Blockierung nach Art eines *Mobitz*-Blocks (s.o.), so wird eine Sinusbradykardie mit der halben oder Drittelfrequenz vorgetäuscht. Häufig treten dann *Ersatzsystolen* (s.o.) auf. Besonders schwierig ist die Diagnose einer sinuatrialen Blockierung Typ *Wenckebach*, da zum Nachweis der Ermüdung der SA-Leitung der Nachweis des Sinusknotenpotentials fehlt. Der *sinuatriale Block III. Grades* führt naturgemäß zum *Vorhof- und Kammerstillstand*, bis ein sekundäres Automatiezentrum einspringt (siehe Ersatzsystolen).

4.3.2. **Atrioventrikuläre Blockierung:** Sie läßt sich aus dem Ober-

flächen-EKG sehr exakt erkennen.

4.3.2.1. **AV-Block I. Grades:** Die Erschwerung der atrioventrikulären Überleitungszeit stellt sich im EKG als Verlängerung des PQ-Intervalls dar. Wird der Normwert von maximal 0,20 sec überschritten, so besteht ein AV-Block I. Grades.

4.3.2.2. Die atrioventrikuläre Blockierung II. Grades unterscheidet nach den Kriterien des Typs *Mobitz* und *Wenckebach* (s.o.). Beim Vorliegen des **AV-Blocks II. Grades vom Typ Mobitz** wird nur jedes 2., 3. oder 4. P von einem QRS-Komplex gefolgt. Die Störung liegt meist unterhalb des *His*-Bündels. Im Falle des **AV-Blocks II. Grades vom Typ Wenckebach** besteht eine *Periodik mit zunehmender PQ-Zeit bis zur vollständigen Leitungsunterbrechung.* Die Störung ist meist im AV-Knoten lokalisiert.

4.3.2.3. **AV-Blockierung III. Grades** entspricht einer vollständigen Unterbrechung im AV-Knoten oder distal davon. *Vorhof und Kammer arbeiten dissoziiert.* P und QRS haben also keine Beziehung zueinander. Die Kammer wird durch sekundäre oder tertiäre Zentren erregt, so daß die *QRS-Form plump* und deformiert erscheint.

EKG-Beispiel Nr. 27:

65jährige Patientin. Respiratorische Insuffizienz. Bei Carotisdruck Bradykardie.

Meßwerte:
P-Welle vorhanden, P-Wellenamplitude in Abl. V_1 0,1 mV, Dauer

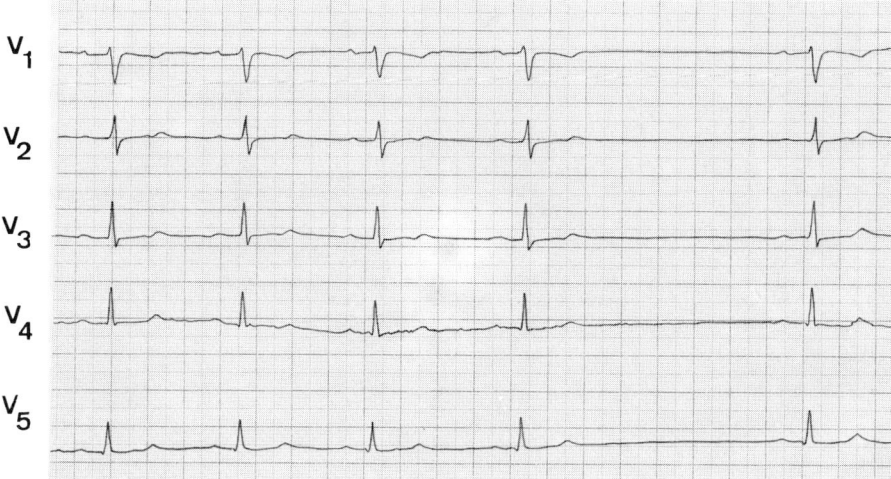

EKG-Beispiel Nr. 27

(Abl. V₂) 0,08 sec, P-Wellenform unauffällig, PQ-Zeit 0,14 sec, konstant, QRS-Dauer 0,08 sec (gemessen in Abl. V₁), Besonderheiten in der QRS-Form: keine, ST-Verlauf aszendierend, T-Welle konkordant, neg. in V₁, U-Welle nicht vorhanden, QT-Dauer 0,32 sec, RR-Abstand 0,80 sec bis 1,6 sec, entsprechend einer Frequenz von 80 (40) pro Minute.

Besonderheiten:
Einmal Verdoppelung des PP- und RR-Intervalls.

> *Quiz-Frage zum Thema:*
> Welche Rhythmusstörung liegt vor?

Meßwerte:
P-Welle vorhanden, P-Wellenamplitude in Abl. V₁ ±0,1 mV, Dauer (Abl. V₁) 0,12 sec, P-Wellenform biatrial betont, PQ-Zeit konstant, AV-Blockierung im Rhythmus 2:1, QRS-Dauer 0,16 sec (gemessen in Abl. V₁), Besonderheiten in der QRS-Form: rR' und plumpe Deformierung in V₁, T-Welle diskordant, U-Welle nicht vorhanden, QT-Dauer 0,44 sec, RR-Abstand 1,6 sec, entsprechend einer Frequenz von ~37 pro Minute.

Besonderheiten:
Konstantes Verhältnis P zu QRS = 2:1.

EKG-Beispiel Nr. 28:

73jährige Frau mit Synkopen. Koronare Beschwerden.

> *Quiz-Frage zum Thema:*
> Welche Rhythmusstörung liegt vor?

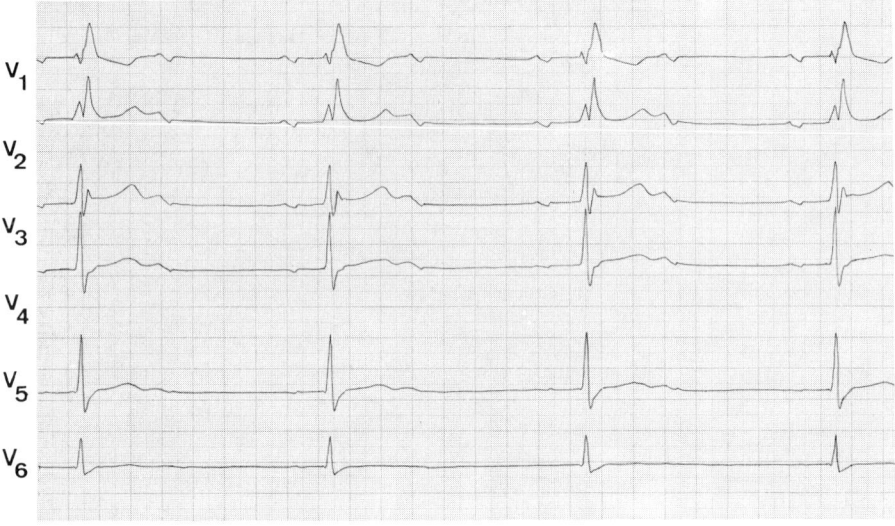

EKG-Beispiel Nr. 28

EKG-Beispiel Nr. 29:

Gleiche Patientin wie Beispiel 28. 73jährige Frau mit Synkopen. Koronare Beschwerden.

Meßwerte:
P-Welle vorhanden, P-Wellenamplitude in Abl. V_1 ±0,1 mV, Dauer (Abl. V_1) 0,12 sec, P-Wellenform biatrial betont, PQ-Zeit inkonstant, QRS-Dauer 0,16 sec (gemessen in Abl. V_1), Besonderheiten in der QRS-Form: rR' und plumpe Deformierung in V_1, T-Welle diskordant in V_1, U-Welle nicht vorhanden, QT-Dauer 0,44 sec, RR-Abstand 0,9 sec bis 1,5 sec, entsprechend einer Frequenz von ~50 pro Minute.

Besonderheiten:
Periodisch zunehmende PQ-Zeit. 0,3 sec, 0,4 sec, dann fehlende Überleitung und neue Periodik.

Quiz-Frage zum Thema:
Welche Rhythmusstörung liegt vor?

EKG-Beispiel Nr. 30:

72jähriger Patient. Gibt Schwindel an. Einmal bewußtlos geworden.

Meßwerte:
P-Welle vorhanden, P-Wellenamplitude in Abl. II 0,2 mV, Dauer (Abl. II) 0,1 sec, P-Wellenform angedeutet linksbetont, PQ dissoziiert, R-Amplitude in Abl. I 0,8 mV, in Abl. II 1,0 mV, in Abl. III 0,4 mV, QRS-Dauer 0,12 sec (gemessen in Abl. V_1), Besonderheiten in der QRS-Form: Aufsplitterung, rR' in V_1, ST-Strecke gesenkt um maximal 0,2 mV in I, II, ST-Verlauf aszendierend, T-Welle diskordant in V_1-V_3,

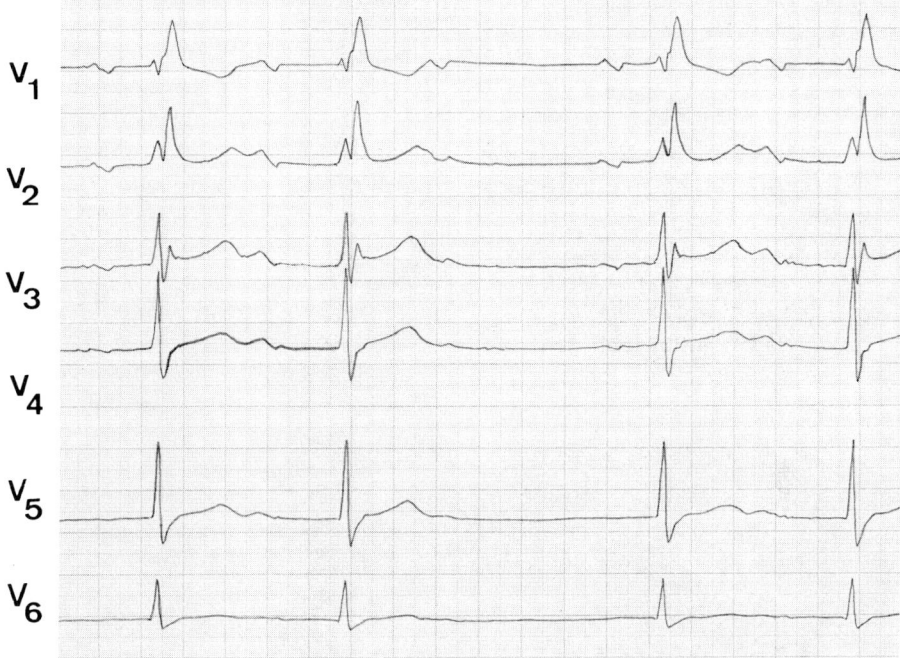

EKG-Beispiel Nr. 29

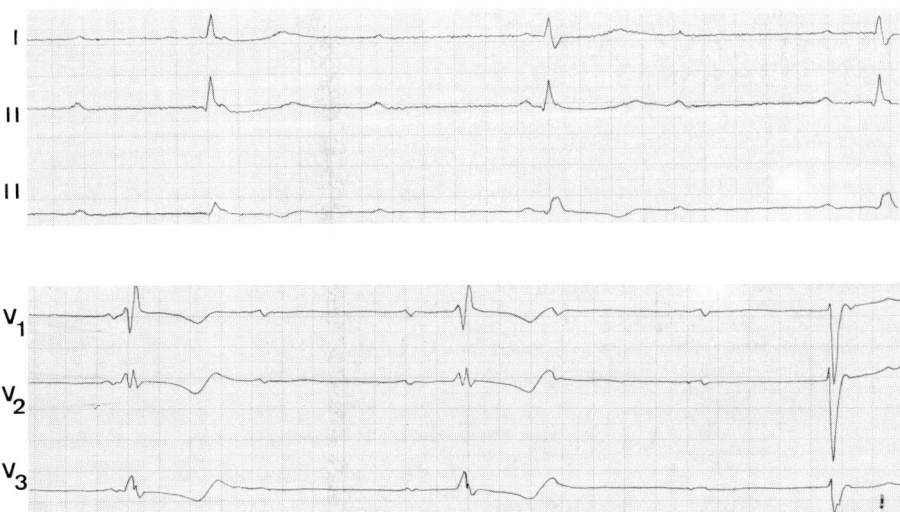

EKG-Beispiel Nr. 30

U-Welle nicht vorhanden, QT-Dauer 0,62 sec, RR-Abstand 2,07 sec, entsprechend einer Frequenz von < 30 pro Minute.

Besonderheiten:
Dissoziation von P und QRS. Bradykardie. Auffällige QRS-Form.

Quiz-Frage zum Thema:
Welcher Rhythmus liegt vor?

4.3.3. Intraventrikuläre Leitungsstörungen: Die reguläre intraventrikuläre Leitung folgt den zwei *Tawara*-Schenkeln, verteilt sich also über den *rechten Schenkel* sowie den *vorderen und hinteren Faszikel des linken Schenkels.* Blockierungen in einem der Schenkel oder Faszikel müssen durch *Umgehung* über langsam leitende Muskelfasern überbrückt werden. Die so erreichten Ventrikelabschnitte werden also später erregt. R wird über dem zugehörigen Ventrikelabschnitt breiter.

4.3.3.1. Linksschenkelblock: Infolge Unterbrechung des gesamten linken Schenkels wird das Septum vom rechten Schenkel aus erregt. Die Folge ist eine Erregungsausbreitungsrichtung von rechts vorne nach links oben-hinten. Der plump verbreiterte QRS-Komplex ist somit meist *linkstypisch* oder *überdreht linkstypisch.* Breite, positive QRS-Komplexe findet man daher in den linkspräcordialen Ableitungen V_5 und V_6.

4.3.3.2. Partielle Blockierungen des linken Schenkels nennt man faszikuläre Blöcke: synonym *Hemiblöcke.*

Linksanteriorer Hemiblock: Bei dieser zunehmend häufiger erkannten Blockform erreicht die Erregung über den intakten linksposterioren Faszikel das ausgefallene Versorgungsgebiet. Der Summationsvektor ist nach *links oben* gerichtet, so daß bei *schmalem QRS-Komplex* ein *überdrehter Linkstyp* entsteht.

Linksposteriorer Hemiblock: Das Versorgungsgebiet des linken posterioren Faszikels wird über den linksanterioren erregt. Von antero-lateral aus bewegt sich die Erregung nach rechts dorsal. Diese selten erkannte Störung ist bei *plötzlich einsetzendem Rechtstyp bei schmalem QRS-Komplex* zu vermuten.

4.3.3.3. Rechtsschenkelblock: Infolge Unterbrechung des rechten *Tawara*-Schenkels erreicht die Erregungsfront *verspätet* von links aus die rechte Kammer. Wesentlichstes Merkmal ist daher *rechtspräkordial = (V_1) ein verspätetes R,* dem linkspräcordial ein tiefes, breites, spätes S entspricht (V_6). Eine Kombination mit allen Lagetypen ist möglich. Der seltene »klassische« Rechtsschenkelblock stellt wahrscheinlich eine bifasikuläre Blockform dar und entspricht der Umkehr eines Linksschenkelblocks.

4.3.3.4. Unvollständige (inkomplette, partielle) Schenkelblöcke stellen eine Zwischengruppe mit nur geringer QRS-Verbreiterung dar. QRS darf nur bis maximal 0,12 sec verlängert sein. Analog zu den vollständigen Schenkelblöcken spricht man von **inkomplettem Rechts- oder Linksschenkelblock.**

Beim inkompletten Rechtsschenkelblock ist **rechtspräcordial** meist nur eine geringe QRS-Verbreiterung zu sehen, QRS gesplittert (Rr′ oder rR′). Die **endgültige Negativitäts**bewegung (das ist der obere Umschlagspunkt der letzten R′-Zacke) soll mehr als 0,03″ nach Beginn von QRS einsetzen. Die Deformierung von QRS, ST und T sind bei unvollständigen Blockierungen weit weniger ausgeprägt.

Bei QRS-Verbreiterung linkspräcordial auf weniger als 0,12 sec spricht man von inkomplettem Linksschenkelblock. Die endgültige Negativitätsbewegung ist verspätet. In der Regel tritt der inkomplette Linksschenkelblock in Verbindung mit Linkshypertrophie auf.

(Inkomplette Rechtsschenkelblöcke können als physiologische Variante oder auch als Ausdruck einer rechtsventrikulären Volumenbelastung auftreten.)

EKG-Beispiel Nr. 31:

63jähriger Mann. »Kardiomyopathie« bekannt.

Meßwerte:
P-Welle vorhanden, P-Wellenamplitude in Abl. V_1 ±0,1 mV, Dauer (Abl. V_1) 0,08 sec, P-Wellenform biatrial betont, PQ-Zeit 0,16 sec, konstant, R-Amplitude in Abl. I 0,2 mV, in Abl. II 0,3 mV, in Abl. III 0,1 mV, QRS-Dauer 0,14 sec (gemessen in Abl. I, V_6), Besonderheiten in der QRS-Form: breit und deformiert, U-Welle nicht vorhanden, QT-Dauer 0,34 sec, RR-Abstand

0,56 sec entsprechend einer Frequenz von 108 pro Minute.

Besonderheiten:
P-Wellenform, QRS-Form.

Quiz-Frage zum Thema:
Wie erklären Sie die QRS-Form?

EKG-Beispiel Nr. 32:

52jähriger vorgealterter Mann mit Bradykardie.

Meßwerte:
P-Welle vorhanden, P-Wellenamplitude in Abl. II <0,1 mV, Dauer (Abl. II) 0,12 sec, P-Wellenform unauffällig, PQ-Zeit 0,22 sec, konstant, R-Amplitude in Abl. I 1,1 mV, in Abl. II 0,4 mV, in Abl. III 0,5 mV, QRS-Dauer 0,10 sec (gemessen in Abl. V_2), Besonderheiten in der QRS-Form: Kleine Q-Zahlen in I, aVL, ST-Strecke muldenförmig gesenkt um <0,1 mV in V_6, ST-Verlauf aszendierend, T-Welle konkordant, U-Welle vorhanden (V_2–V_4), QT-Dauer 0,42 sec, RR-Abstand 0,40 sec bis 1,0 sec, entsprechend einer Frequenz von 60–64 pro Minute.

Besonderheiten:
P-Wellen gelegentlich abweichend konfiguriert.

Quiz-Frage zum Thema:
Welcher Hinweis auf faszikulären Block ist zu sehen?

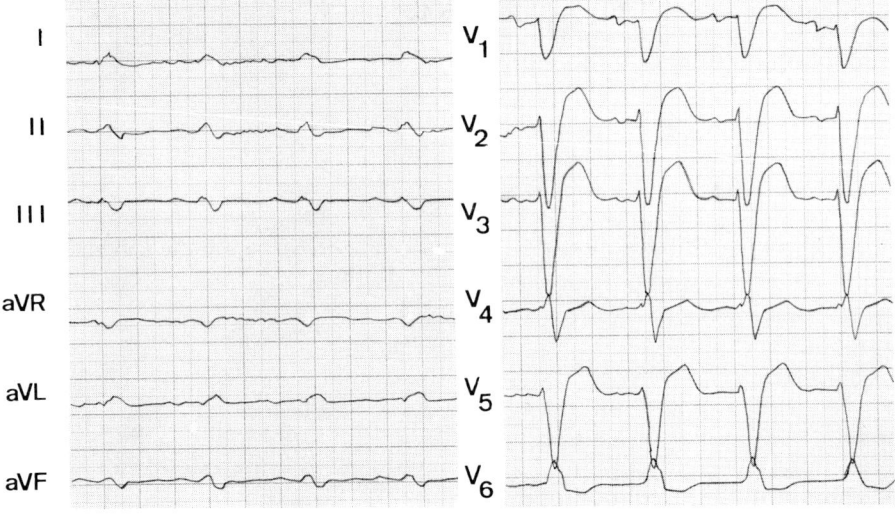

EKG-Beispiel Nr. 31

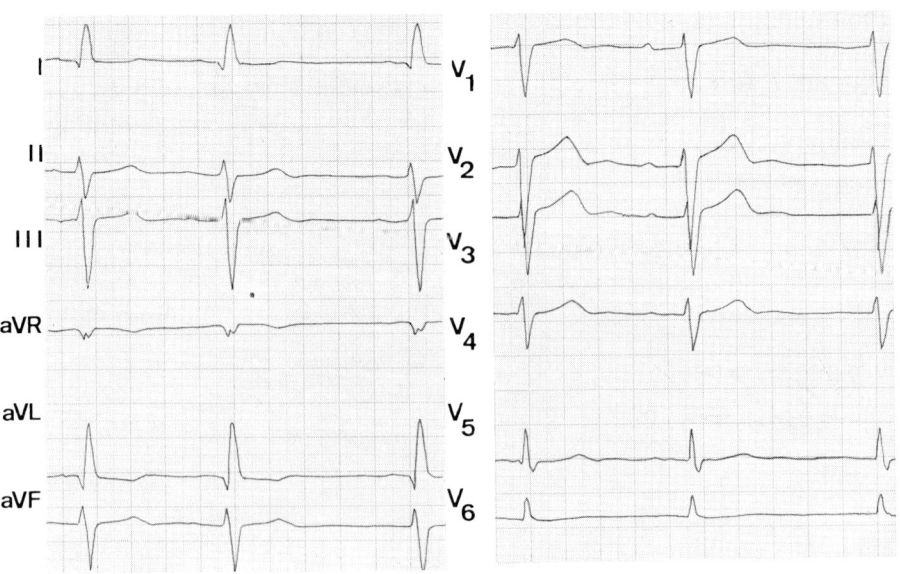

EKG-Beispiel Nr. 32

EKG-Beispiel Nr. 33:

58jährige Frau. Hypertonieanamnese.

Meßwerte:
P-Welle vorhanden, P-Wellenamplitude in Abl. II 0,1 mV, Dauer (Abl. II) 0,08 sec, P-Wellenform unauffällig, PQ-Zeit 0,14 sec, konstant, R-Amplitude in Abl. I 1,1 mV, in Abl. II 0,5 mV, in Abl. III 0,1 mV, QRS-Dauer 0,18 sec (gemessen in Abl. V_1), Besonderheiten in der QRS-Form: R′ und Deformierung in V_1 hohe, schlanke R in V_4-V_6, ST-Verlauf aszendierend, in V_{1-3} deszendierend, T-Welle konkordant rechtspräcordial diskordant, U-Welle nicht vorhanden, QT-Dauer 0,38 sec, RR-Abstand 0,76 sec entsprechend einer Frequenz von 79 pro Minute.

Besonderheiten:
QRS-Deformierung rechtspräcordial, hohe, schlanke R-Zacken linkspräcordial.

Quiz-Frage zum Thema:
Welche intraventrikuläre Leitungsstörung liegt vor?

EKG-Beispiel Nr. 34:

22jähriger Mann mit Vorhofseptumdefekt und pulmonaler Hypertonie.

Meßwerte:
P-Welle vorhanden, P-Wellenamplitude in Abl. II 0,1 mV, Dauer (Abl. II) 0,08 sec, P-Wellenform angedeutet rechtsbetont (V_2), PQ-Zeit 0,18 sec, konstant, R-Amplitude in

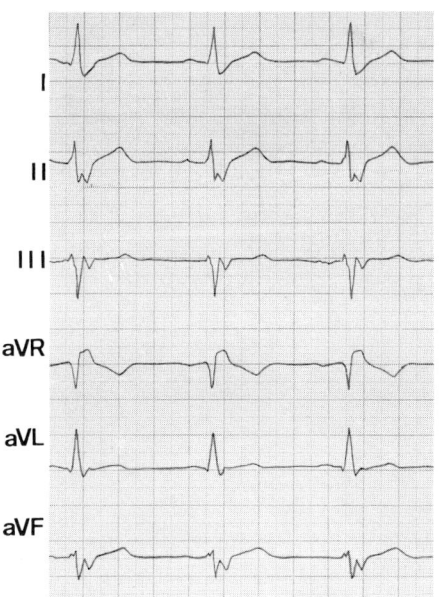
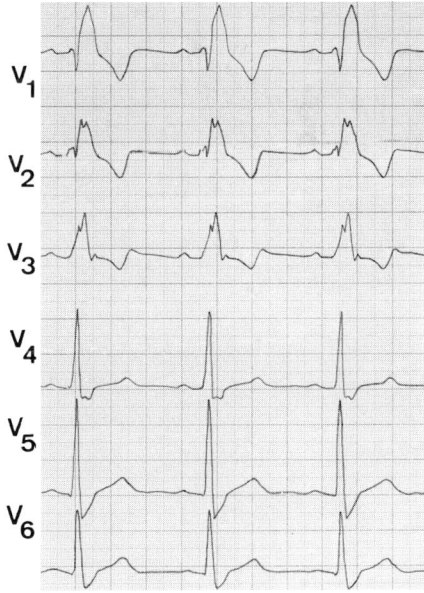

EKG-Beispiel Nr. 33

Abl. I 0,7 mV, in Abl. II 0,8 mV, in Abl. III 0,8 mV, QRS-Dauer 0,10 sec (gemessen in Abl. V_1), Besonderheiten in der QRS-Form: R' bei schlankem QRS-Komplex, ST-Verlauf deszendierend rechtspräcordial, T-Welle diskordant $V_1 - V_5$, U-Welle nicht vorhanden, QT-Dauer 0,34 sec, RR-Abstand 0,86 sec, entsprechend einer Frequenz von 70 pro Minute.

Besonderheiten:
  QRS-Form und Kammerendteilveränderungen.

Quiz-Frage zum Thema:
Ist der Rechtsschenkelblock komplett oder inkomplett?

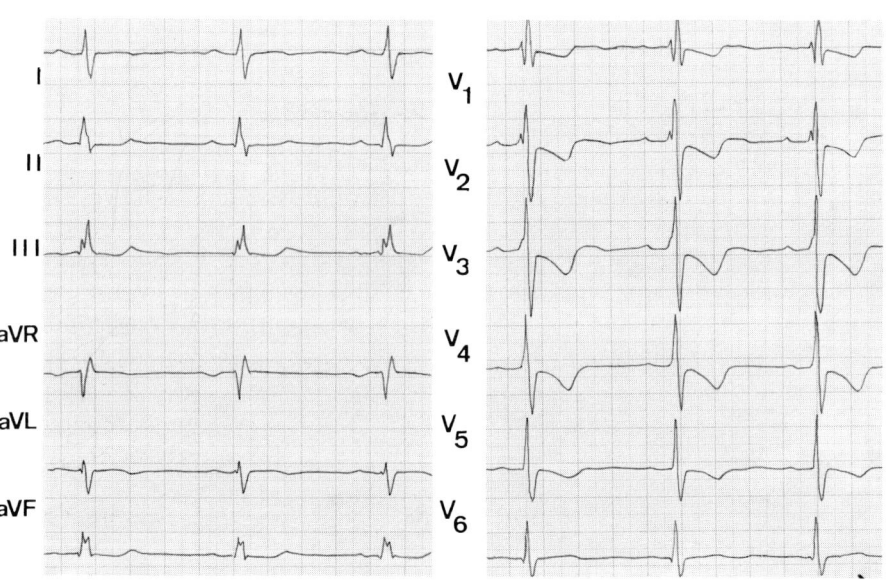

EKG Beispiel Nr 34

5. Spezielle Formanalyse des EKG

5.1. Durchblutungsstörungen des Herzens

5.1.1. **Ischämie:** die Mangeldurchblutung des Myokards äußert sich lokal in einer Verlängerung der elektrischen Systole, die Repolarisation wird verzögert, die Erregungsausbreitung noch nicht beeinflußt. Veränderungen betreffen also die T-Welle, die ischämische Zone bleibt länger elektronegativ (auch andere Vorgänge können ähnliche bioelektrische Phänomene auslösen). Die ischämische Region bleibt länger als das übrige Myokard erregt, im direkten Bild der Ischämie wird die T-Welle somit negativ. In der indirekten Betrachtung (gegenüberliegende Seite oder Endokard) wird die T-Welle überhöht positiv. Elektrokardiographisch erkennbar sind nur Veränderungen an der Epikardoberfläche. Intramurale Ischämie ist nicht erkennbar. Beim Vorliegen einer Innenschichtischämie sind die Phänomene umgekehrt.

5.1.2. **Verletzung:** längerdauernde Ischämie führt zu weiterreichender Veränderung des Gewebes. Dieser Zustand wird traditionell »Verletzung« genannt. Häufigste Ursache ist der Myokardinfarkt (gleiche Bilder auch bei Pericarditis oder Myokardaneurysma). Der verletzte Herzmuskel weist zum Zeitpunkt der Vollerregung (ST) eine Potentialdifferenz gegenüber dem gesunden Gewebe auf. Der verletzte Muskel ist nicht vollständig erregt, also weniger elektronegativ, so daß die ST-Strecke in der direkten Betrachtung nach oben abweicht (*Abbildung 5*). Das direkte Bild der Verletzung ist also durch ST-Streckenanhebung in der direkten Betrachtung und ST-Streckensenkung in der gegenüberliegenden Darstellung gekennzeichnet.

5.1.3. **Nekrose, Narbe:** halten Ischämie und Verletzung längere Zeit an, so geht das betroffene Gewebe zugrunde. Somit ist auch die Erregungsausbreitung gestört. Der betroffene Muskelabschnitt ist elektrisch inaktiv. Über dem nekrotischen Myokard werden keine Potentiale im Sinne einer Erregungsausbreitung registriert. Der tote Muskelabschnitt schirmt den Blick nicht mehr gegenüber dem elektrisch negativen Inneren des Ventrikels ab. Der Blick durch das »elektrische Loch« entspricht dem Innenpotential des Herzens und ergibt einen QS-Komplex. Kennzeichen der Nekrose und der später sich dort entwickelnden Narbe ist also das Auftreten eines ausgeprägten Q über dem betroffenen Herzabschnitt; in der gegenüberliegenden indirekten Darstellung wird R »überhöht«.

EKG-Beispiel Nr. 35:

23jähriger Mann. Herzschmerzen nach grippalem Infekt.

Meßwerte:
P-Welle vorhanden, P-Wellenamplitude in Abl. II 0,1 mV, Dauer

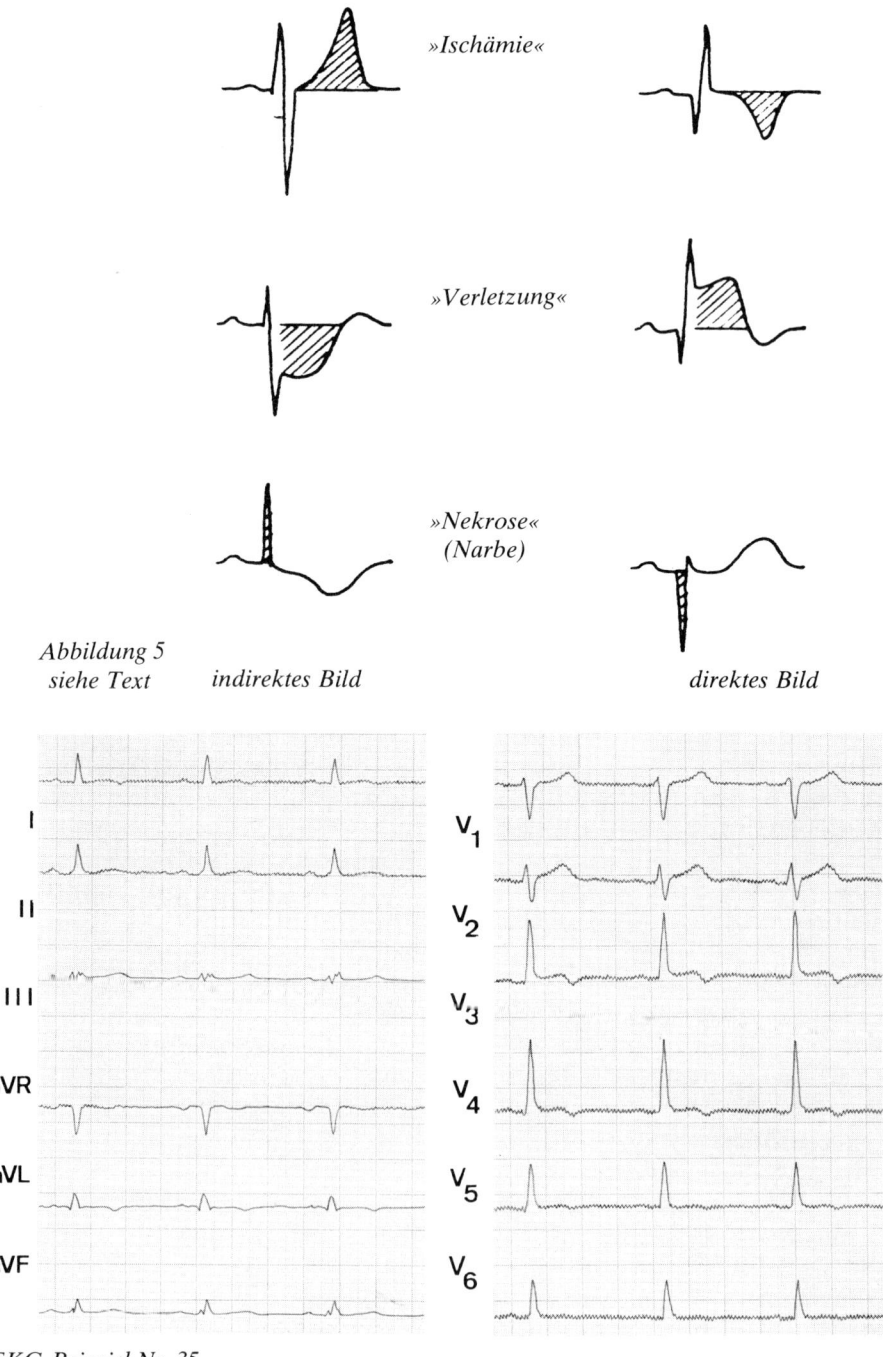

»Ischämie«

»Verletzung«

»Nekrose«
(Narbe)

Abbildung 5
siehe Text   *indirektes Bild*   *direktes Bild*

EKG-Beispiel Nr. 35

(Abl. II) 0,08 sec, P-Wellenform unauffällig, PQ-Zeit 0,14 sec, konstant, R-Amplitude in Abl. I 0,8 mV, in Abl. II 0,8 mV, in Abl. III 0,1 mV, QRS-Dauer 0,08 sec (gemessen in Abl. V_1), Besonderheiten in der QRS-Form: keine, ST-Strecke angehoben um maximal 0,1 mV in Abl. V_3, T-Welle terminal negativ in I, a VL, V_3, V_4, V_5, U-Welle nicht vorhanden, QT-Dauer 0,34 sec, RR-Abstand 0,76 sec entsprechend Frequenz 80 pro Minute.

Besonderheiten:
Terminal negatives T.

> *Quiz-Frage zum Thema:*
> Welche Störung liegt vor?
> (Differentialdiagnose)

EKG-Beispiel Nr. 36:

58jähriger Mann mit Vorderwandinfarkt.

Meßwerte:
P-Welle vorhanden, P-Wellenamplitude in Abl. II 0,1 mV, Dauer (Abl. V_1) 0,1 sec, P-Wellenform unauffällig, PQ-Zeit 0,16 sec, konstant, R-Amplitude in Abl. I 1,1 mV, in Abl. II 0,6 mV, in Abl. III < 0,1 mV, QRS-Dauer 0,08 sec (gemessen

---

[1] *Da dem ersten kleinen Q eine minimale R-Zacke folgt, ist im strengen Sinn die deutliche, in V_3, V_4 nachfolgende negative Zacke nicht als Q zu bezeichnen.*
Die Differenz zu Beispiel 36 ist wahrscheinlich aus einer geringfügig anderen Elektrodenposition zu erklären

in Abl. V_1), Besonderheiten in der QRS-Form: tiefes Q in V_4, ST-Strecke angehoben um maximal 0,4 mV in Abl. V_{2-6}, ST-Verlauf aszendierend, T-Welle terminal negativ, U-Welle nicht vorhanden, QT-Dauer 0,34 sec, RR-Abstand 0,74 sec entsprechend Frequenz 81 pro Minute.

Besonderheiten:
ST-Hebung V_2 bis V_6, terminal negatives T. Q-Zacken.

> *Quiz-Frage zum Thema:*
> Ordnen Sie die EKG-Beispiele 36 bis 38 in zeitlicher Abfolge des Infarkts

EKG-Beispiel Nr. 37:

Gleicher Patient wie Beispiel 36.

Meßwerte:
P-Welle vorhanden, P-Wellenamplitude in Abl. II 0,1 mV, Dauer (Abl. II) 0,08 sec, P-Wellenform unauffällig, PQ-Zeit 0,15 sec, konstant, R-Amplitude in Abl. I 1,0 mV, in Abl. II 0,7 mV, in Abl. III 0,1 mV, QRS-Dauer 0,08 sec (gemessen in Abl. V_1), Besonderheiten in der QRS-Form: keine, ST-Strecke angehoben um maximal 0,7 mV in Abl. V_3, ST-Verlauf aszendierend, T-Welle konkordant, U-Welle nicht vorhanden, QT-Dauer 0,38 sec, RR-Abstand 0,72 sec entsprechend Frequenz 83 pro Minute.

Besonderheiten:
ST-Hebungen V_2 bis V_6.

Eine supraventrikuläre Extrasystole vgl. 4.2.1.

EKG-Beispiel Nr. 38:

Gleicher Patient wie Beispiele 36 und 37.

Meßwerte:
P-Welle vorhanden, P-Wellenamplitude in Abl. II 0,1 mV, Dauer (Abl. II) 0,08 sec, P-Wellenform unauffällig, PQ-Zeit 0,15 sec, konstant, R-Amplitude in Abl. I 1,1 mV, in Abl. II 0,6 mV, in Abl. III < 0,1 mV, QRS-Dauer 0,08 sec (gemessen in Abl. V_1), Besonderheiten in der QRS-Form: R-Reduktion im Vergleich zu 36 und 37, ST-Strecke angehoben um maximal 0,4 mV in Abl. V_3, V_4, ST-Verlauf aszendierend, T-Welle (konkordant), U-Welle nicht vorhanden, QT-Dauer 0,34 sec, RR-Abstand 0,76 sec entsprechend Frequenz 80 pro Minute.

Besonderheiten:
ST-Hebung in V_2 bis V_6.
R-Reduktion V_2 bis V_5. Q-Zacken V_3, V_4^1.

5.1.4. **Infarktablauf:** im charakteristischen Ablauf werden Ischämie, Verletzungen und Nekrose in festgefügter Reihenfolge voneinander sichtbar:

a) vorübergehend und nur selten sichtbar zeigt sich als Zeichen der akuten Anoxie eine überhöhte T-Welle.
b) das daran anschließende akute Stadium, dessen elektrokardio-

graphischen Phänomene sich in einigen Stunden entwickeln, ist gekennzeichnet durch die Verletzung mit Anhebung der ST-Strecke (monophasischer Deformierung). Die Verletzungszeichen überlagern die gleichzeitig vorliegende Ischämie (negatives T), so daß im akuten Stadium die T-Negativierung häufig unsichtbar bleibt.
c) bereits nach mehreren Stunden können sich die akuten Verletzungszeichen zurückbilden, so daß nun Ischämie (negatives T) und Nekrose (Q) neben den noch vorhandenen Verletzungszeichen (angehobene ST-Strecke) vorhanden sind (subakutes Stadium).
d) innerhalb von 4 bis 5 Tagen bilden sich gewöhnlich die Verletzungszeichen zurück. Es bleibt der Hinweis auf Ischämie (negatives T) und die Nekrosezeichen (Q), die auch das Narbenstadium überdauern.
e) das chronische Stadium zeigt im klassischen Fall allein die Narbe, gekennzeichnet durch ein ausgeprägtes Q. ST und T haben sich im typischen Fall normalisiert.

5.1.5. **Infarktlokalisation:** Lokalisation und Ausdehnung eines Infarktes sind naturgemäß von der Lokalisation des zum Infarkt führenden Gefäßverschlusses abhängig. Durch Ausnutzung aller Projektionen in den zwölf Standardableitungen kann ein Infarkt lokalisiert und bei Kenntnis der Gefäßanatomie einem betroffenen Gefäßabschnitt zugeordnet werden. Die Extremitätenableitungen, welche die Frontalebene des Herzens projizieren, stellen vorwiegend die Lateralwand des linken Ventrikels (I, aVL) und die Unterseite des Herzens (»Hinterwand«) des linken Ventrikels (II, III aVF) dar. Durch die Horizontalebene, die die Brustwandelektroden erfassen, werden vorwiegend Vorderwand- und Lateralinfarkte erkannt.

EKG-Beispiel Nr. 39:

68jähriger Mann. Infarkt vor drei Tagen.

Meßwerte:
P-Welle nicht vorhanden, Flimmerwellen (?), R-Amplitude in Abl.

Tabelle I: Häufige Lokalisationen

Infarktlokalisation	betroffene Ableitung
1. Anterolateralinfarkt	aVL, I, V_4, V_5, V_6
2. Anteroseptalinfarkt	$(V_1), V_2, V_3$
3. ausgedehnter Vorderwandinfarkt	$aVL, I, II, (V_2), V_3, V_4, V_5, V_6$
4. Hinterwandinfarkt	II, aVF, III (keine Wilson-Ableitungen)
5. posterolateraler Infarkt	II, aVF, III, V_5, V_6
6. septaler Infarkt	$V_2, V_3, V_4, II, aVF, III$
7. hoher Lateralinfarkt	aVL, I, (keine Wilson-Ableitungen)
8. Innenschichtinfarkt	Umkehr der infarkttypischen Phänomene (vergleiche 4.1.1. bis 4.1.3.)

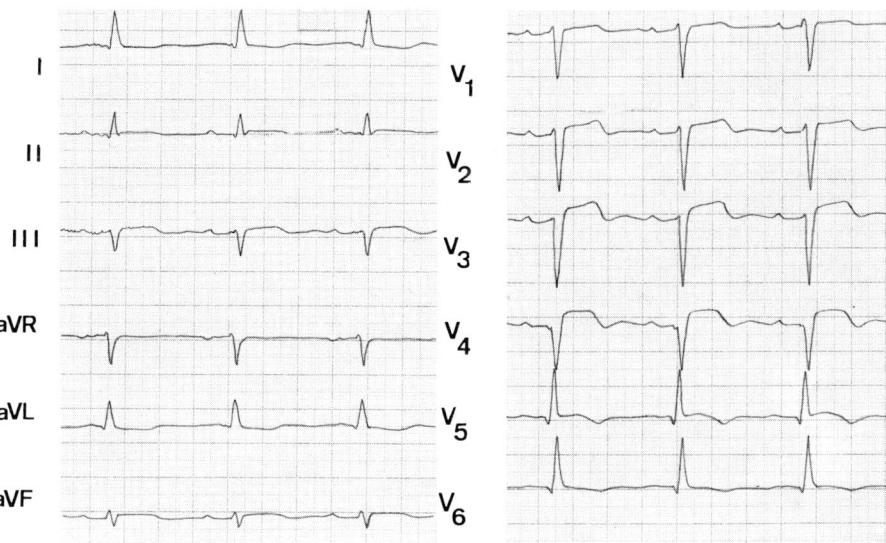

EKG-Beispiel Nr. 36

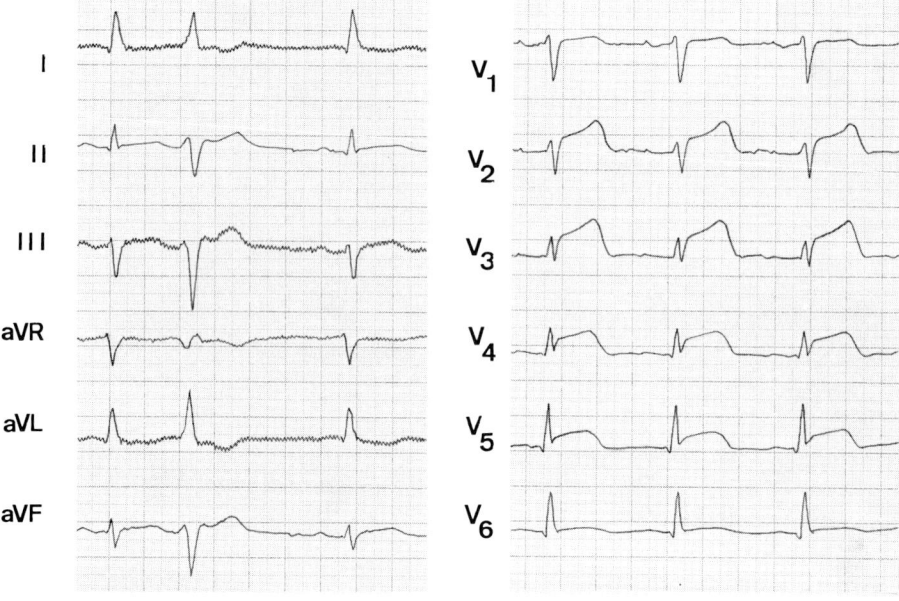

EKG-Beispiel Nr. 37

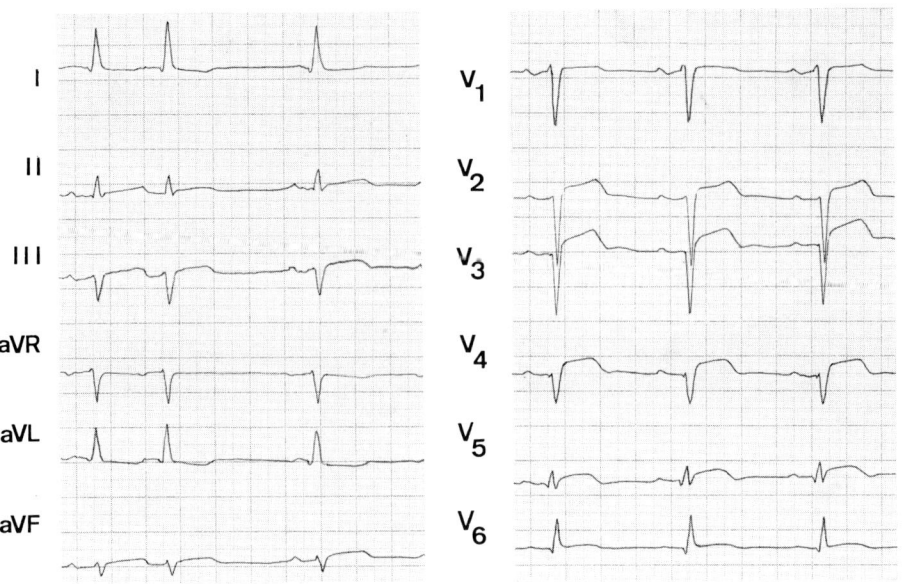

EKG-Beispiel Nr. 38

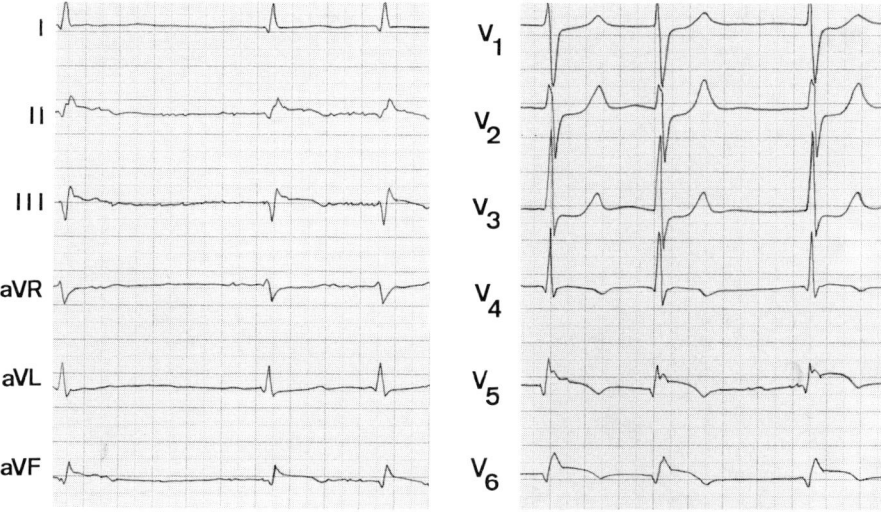

EKG Beispiel Nr. 39

I 0,7 mV, in Abl. II 0,5 mV, in Abl. III 0,4 mV, QRS-Dauer 0,1 sec (gemessen in Abl. V₂), Besonderheiten in der QRS-Form: Q in (I), II, aVF, III, V₄ bis V₆, ST-Strecke angehoben um maximal 0,3 mV in Abl. V₅, T-Welle diskordant, U-Welle nicht vorhanden, QT-Dauer 0,38 sec, RR-Abstand 0,6 sec bis 1,2 sec, entsprechend Frequenz etwa 65 pro Minute.

Quiz-Frage zum Thema:
Wo lokalisieren Sie den Infarkt?

EKG-Beispiel Nr. 40:

63jährige Frau. Hypertonie-Anamnese. Vor drei Tagen akutes Infarktereignis.

Meßwerte:
P-Welle vorhanden, P-Wellenamplitude in Abl. V₁ ± 0,1 mV, Dauer (Abl. II) 0,10 sec, P-Wellenform biatrial betont, PQ-Zeit 0,28 sec, konstant, R-Amplitude in Abl. I 0,4 mV, in Abl. II 0,6 mV, in Abl. III 0,2 mV, QRS-Dauer 0,08 sec (gemessen in Abl. V₁, V₂), Besonderheiten in der QRS-Form: hohes schlankes R in V₅, V₆, ST-Strecke angehoben um maximal 0,1 mV in Abl. II, III, aVF, ST-Verlauf deszendierend in V₅, V₆, T-Welle diskordant in II, III, aVF und V₅, V₆, U-Welle nicht vorhanden, QT-Dauer 0,40 sec, RR-Abstand 0,78 sec, entsprechend Frequenz 80 pro Minute.

Quiz-Frage zum Thema:
Wo lokalisieren Sie den Infarkt?

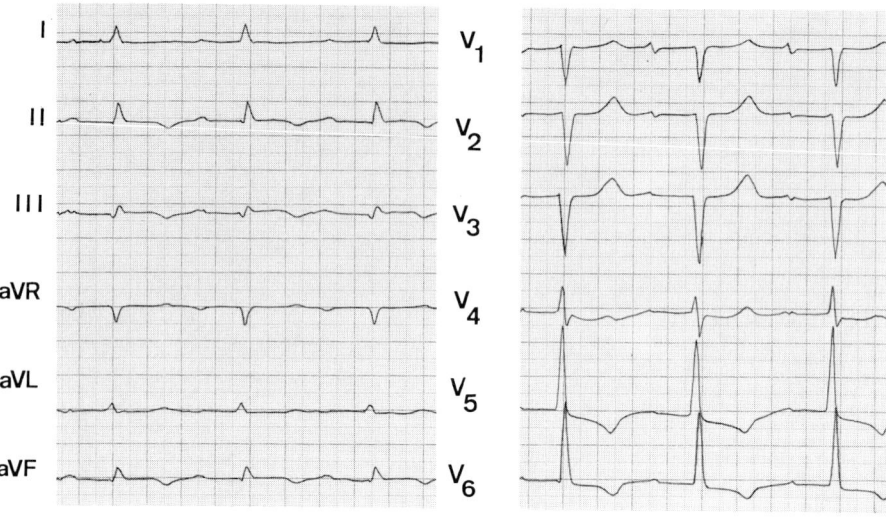

EKG Beispiel Nr. 40

EKG-Beispiel Nr. 41:

74jähriger Mann. Hypertonie. Angina pectoris seit Jahren. Jetzt anhaltender Schmerz.

Meßwerte:

P-Welle vorhanden, P-Wellenamplitude in Abl. II < 0,1 mV, Dauer (Abl. II) 0,10 sec, P-Wellenform unauffällig, PQ-Zeit 0,14 sec, konstant, R-Amplitude in Abl. I 1,3 mV, in Abl. II 0,8 mV, in Abl. III 0,2 mV, QRS-Dauer 0,08 sec (gemessen in Abl. II), Besonderheiten in der QRS-Form: hohe R-Zacken in V_3 bis V_6, ST-Strecke angehoben um maximal 0,4 mV in Abl. V_2 bis V_6 und I, aVL, ST-Verlauf deszendierend, T-Welle konkordant, U-Welle nicht vorhanden, QT-Dauer 0,38 sec, RR-Abstand 0,90 sec, entsprechend Frequenz 65 pro Minute.

Besonderheiten:

ST-Hebung in V_2 bis V_6 und I, aVL.

Quiz-Frage zum Thema:

Liegt ein Infarkt vor?
Wo lokalisieren Sie ihn?

EKG-Beispiel Nr. 42:

42jähriger Mann mit anhaltender Angina pectoris. Schocksymptomatik.

Meßwerte:

P-Welle vorhanden, P-Wellenamplitude in Abl. II 0,15 mV, Dauer (Abl. II) 0,1 sec, P-Wellenform angedeutet linksbetont, PQ-Zeit 0,16

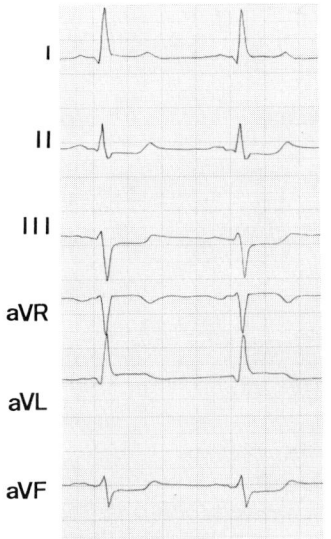
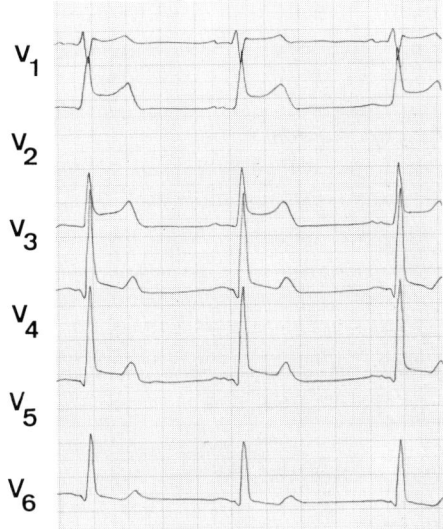

EKG Beispiel Nr. 41

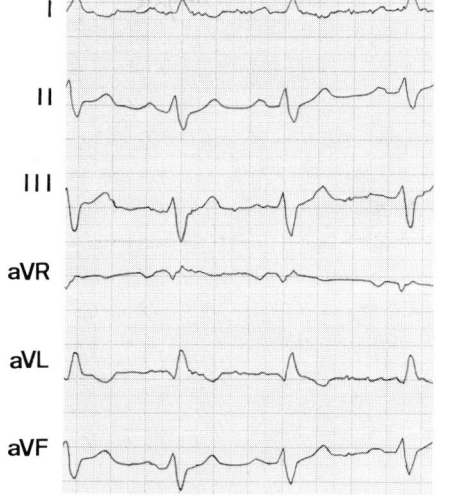
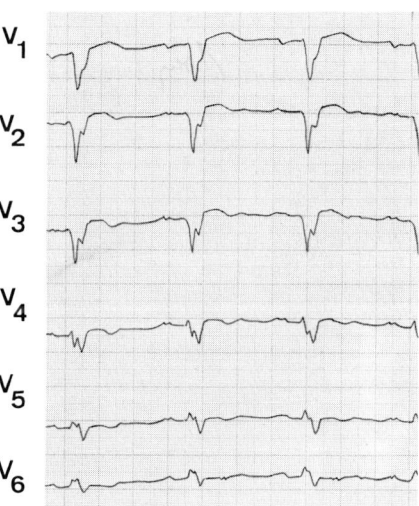

EKG Beispiel Nr. 42

sec, konstant, R-Amplitude in Abl. I 0,5 mV, in Abl. II 0,5 mV, in Abl. III 0,5 mV, QRS-Dauer 0,12 sec (gemessen in Abl. V_2), Besonderheiten in der QRS-Form: plumpe Aufsplitterung, ST-Strecke angehoben um maximal 0,2 mV in Abl. V_1 bis V_3, aVL, T-Welle diskordant, U-Welle nicht vorhanden, QT-Dauer 0,34 sec, RR-Abstand 0,68 sec, entsprechend Frequenz 90 pro Minute.

Besonderheiten:
Schenkelblockartige QRS-Deformierung. R-Reduktion in V_1 bis V_6.

Quiz-Frage zum Thema:
Was spricht für das Vorliegen eines Infarkts? Wo lokalisiert?

EKG-Beispiel Nr. 43:

56jähriger Mann. Rechtsschenkelblock bekannt. Jetzt: schwere Angina pectoris.

Meßwerte:
P-Welle vorhanden, P-Wellenamplitude in Abl. I 0,2 mV, Dauer (Abl. I) 0,08 sec, P-Wellenform bi-atrial betont, PQ-Zeit 0,14 sec, konstant, R-Amplitude in Abl. I 0,7 mV, in Abl. II 0,5 mV, in Abl. III 0,4 mV, QRS-Dauer 0,12 sec (gemessen in Abl. V_1), Besonderheiten in der QRS-Form: rR' in V_1, ST-Strecke angehoben um maximal 0,2 mV in Abl. I, aVL, T-Welle diskordant, U-Welle nicht vorhanden, QT-Dauer 0,38 sec, RR-Abstand 0,64 sec, entsprechend Frequenz 94 pro Minute.

Besonderheiten:
Rechtsschenkelblock.

Quiz-Frage zum Thema:
Liegt ein Infarkt vor?
Wo lokalisiert?

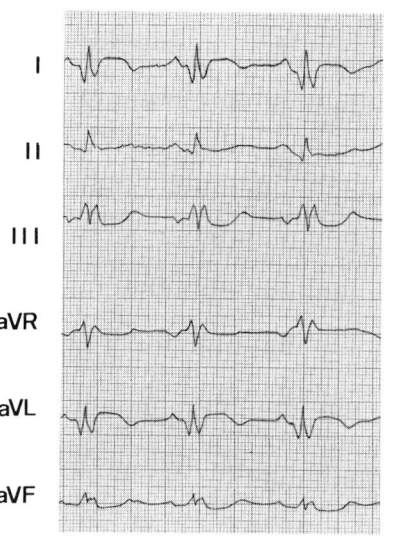
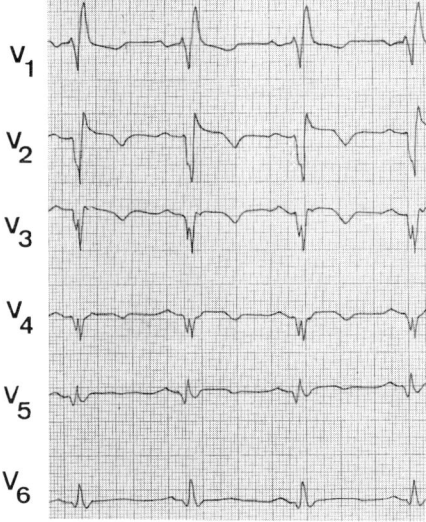

EKG Beispiel Nr. 43

EKG-Beispiel Nr. 44:

72jährige Frau. Seit einem Tag Infarktsymptomatik.

Meßwerte:

P-Welle vorhanden, P-Wellenamplitude in Abl. V_1 0,1 mV, Dauer (Abl. II) 0,1 sec, P-Wellenform unauffällig, PQ-Zeit 0,16 sec, konstant, R-Amplitude in Abl. I 1,5 mV, in Abl. II 0,6 mV, in Abl. III 0,1 mV, QRS-Dauer 0,1 sec (gemessen in Abl. I), Besonderheiten in der QRS-Form: R-Verlust in V_2, V_3, Q in V_4 bis V_6 (und I, aVL), ST-Strecke angehoben um maximal 0,3 mV in Abl. V_2, ST-Verlauf aszendierend, T-Welle beginnend terminal negativ, U-Welle vorhanden, QT-Dauer 0,36 sec, RR-Abstand 0,82 sec, entsprechend Frequenz 74 pro Minute.

Besonderheiten:

ST-Hebung in V_2 bis V_6 und (II), III, aVF.

Quiz-Frage zum Thema:
Wo lokalisieren Sie einen Infarkt?

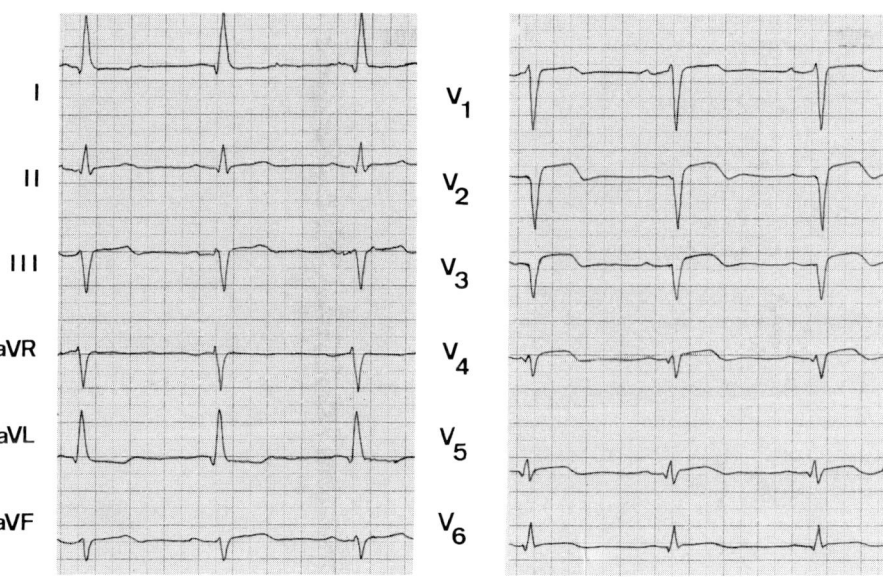

EKG-Beispiel Nr. 44

5.2. Hypertrophie

Eine Hypertrophie kann einzeln oder in Kombination die Muskulatur aller vier Herzhöhlen betreffen. Hypertrophien der Vorhöfe verändern also die Form der P-Welle; am besten ist die Ableitung II und V_1 zur Analyse geeignet. Hypertrophien der Kammern äußern sich im QRS-

Komplex und ziehen auch entsprechende Veränderungen der Kammerendteile nach sich. Veränderungen des rechten Ventrikels zeigen sich rechtspräcordial, also in Ableitung V_1, V_2, V_3, Hypertrophien des linken Ventrikels linkspräcordial (V_5, V_6). Den EKG-Veränderungen liegen folgende Prozesse zugrunde:
a) Lageänderung des Herzens,
b) Zunahme der Muskelmasse,
c) Druckbelastung der subendokardialen Muskelschicht,
d) Änderung der Ableitungsbedingungen durch Annäherung des hypertrophierten Herzens an die Thoraxwand,
e) Änderungen der Erregungsleitung mit entsprechenden Erregungsrückbildungsstörungen.

5.2.1. **Vorhofhypertrophie:** da im normalen Erregungsablauf der rechte Vorhof vor dem linken erregt wird, lassen sich beide Vorhöfe voneinander unterscheiden.

5.2.1.1. **P-sinistrocardiale:** siehe *Abbildung 6*. Kennzeichen: P in I, II und III sowie V_1 deutlich verbreitert, in I und II doppelgipflig mit betontem 2. Anteil. In V_1 tiefer, muldenförmig gesenkter linksatrialer 2. P-Anteil (Vorkommen: zum Beispiel Mitralstenose).

5.2.1.2. **P-dextrocardiale:** Kennzeichen: erster P-Wellenanteil (vor allem II, III und V_1), hoch und spitz, linksatrialer P-Wellenanteil unverändert. (Vorkommen: zum Beispiel Cor pulmonale, Tricuspidalstenose).

5.2.1.3. **P-cardiale:** siehe *Abbildung 6*. Kennzeichen: Vereinigung von Hinweisen auf P-sinistrocardiale und dextrocardiale, besonders deut-

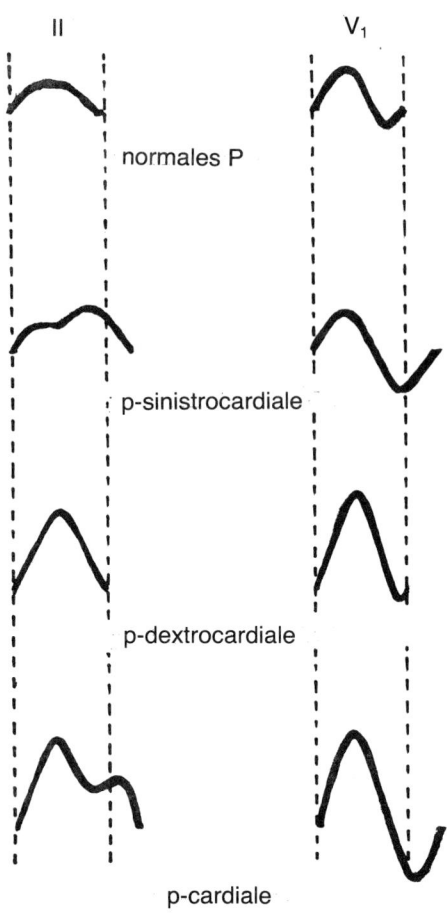

Abbildung 6

lich in II, III und V_1. (Vorkommen: kombinierte Vitien, kongenitale Vitien).

EKG-Beispiel Nr. 45:

28jährige Frau mit Mitralstenose.

Meßwerte:
P-Welle vorhanden, P-Wellenam-

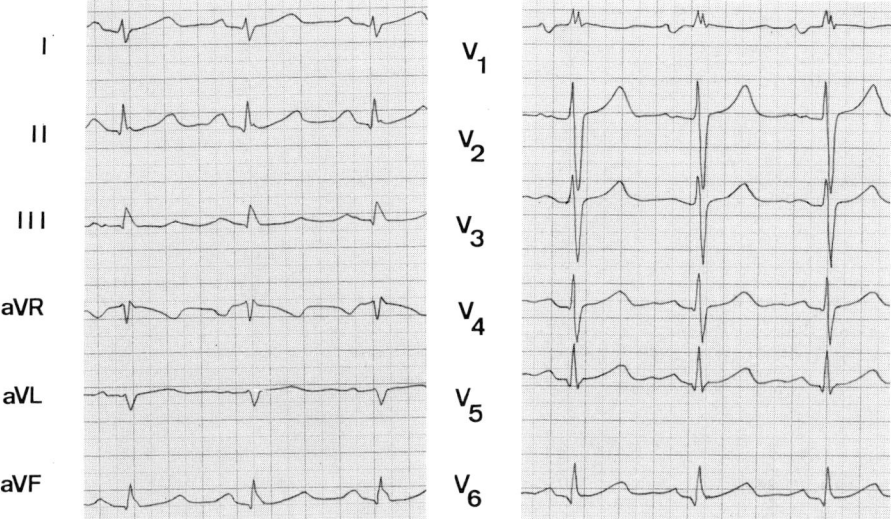

EKG-Beispiel Nr. 45

plitude in Abl. II 0,3 mV, Dauer (Abl. II, V_1) 0,12 sec, P-Wellenform in II, III doppelgipflig, in V_1 biphasisch, PQ-Zeit 0,14 sec, konstant, R-Amplitude in Abl. I 0,2 mV, in Abl. II 0,8 mV, in Abl. III 0,5 mV, QRS-Dauer 0,09 sec (gemessen in Abl. V_1), Besonderheiten in der QRS-Form: rechtspräcordial hoch, Rr′, ST-Verlauf aszendierend, T-Welle konkordant, U-Welle nicht vorhanden, QT-Dauer 0,38 sec, RR-Abstand 0,72 sec, entsprechend Frequenz 73 pro Minute.

Besonderheiten:
Auffälliges P, Rr′ in V_1.

Quiz-Frage zum Thema:
Ihre Diagnose zum Vorhof?

EKG-Beispiel Nr. 46:

43jähriger Mann mit kongestiver Kardiomyopathie.

Meßwerte:
P-Welle vorhanden, P-Wellenamplitude in Abl. V_2 ± 0,25 mV, Dauer (Abl. V_2) 0,14 sec, P-Wellenform in Abl. II breit, angedeutet doppelgipflig, in V_1 im 2. Anteil betont, in Abl. V_2 bis V_4 auch hoher und spitzer erster P-Anteil, PQ-Zeit 0,22 sec, konstant, R-Amplitude in Abl. I 0,2 mV, in Abl. II 0,2 mV, in Abl. III 0,3 mV, QRS-Dauer 0,12 sec (gemessen in Abl. V_2), Besonderheiten in der QRS-Form: periphere Niedervoltage, tiefe S-Zacken in V_2 bis V_4, S I, S II, S III, T-Welle in V_6 diskordant, U-Welle nicht vorhanden, QT-Dauer 0,34 sec, RR-Abstand 0,60 sec, entsprechend Frequenz 100 pro Minute.

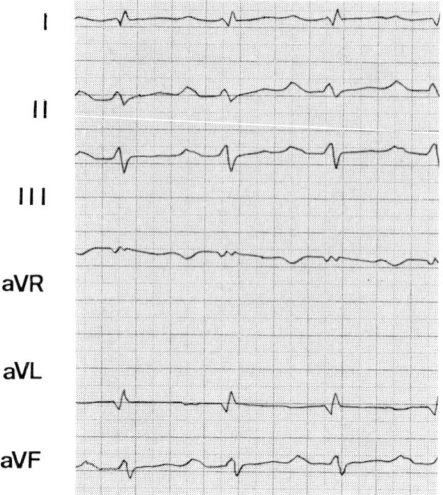
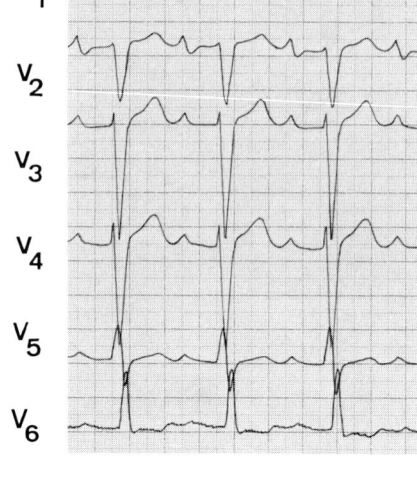

EKG-Beispiel Nr. 46

Besonderheiten:
  Auffälliges P, verlängerte PQ-Zeit.

Quiz-Frage zum Thema:
Ihre Diagnose zur Vorhofbelastung?

EKG-Beispiel Nr. 47:

  28jähriger Mann mit *Fallot*scher Tetralogie.

Meßwerte:
  P-Welle vorhanden, P-Wellenamplitude in Abl. II, III 0,4 mV, Dauer (Abl. II) 0,08 sec, P-Wellenform hoch und spitz, nicht verbreitert, PQ-Zeit 0,12 sec, konstant, R-Amplitude in Abl. I 0,1 mV, in Abl. II 1,5 mV, in Abl. III 2,2 mV, QRS-Dauer 0,08 sec (gemessen in Abl. V_1), Besonderheiten in der QRS-

Form: hohes R in V_1 (0,8 mV), S-Zacken bis V_6, ST-Strecke muldenförmig gesenkt um maximal 0,2 mV in II, III, aVF, T-Welle konkordant, U-Welle vorhanden, QT-Dauer 0,32 sec, RR-Abstand 0,54 sec, entsprechend Frequenz 110 pro Minute.

Besonderheiten:
  Auffälliger Lagetyp, P-Welle und R-Amplituden rechtspräcordial.

Quiz-Frage zum Thema:
Welcher Vorhof ist mehr belastet?

5.2.2. **Hypertrophie der Herzkammern:** Der Interpretationsspielraum ist wegen ähnlicher Veränderungen bei anderen Ursachen (Ischämie, Elektrolytverschiebungen, Medika-

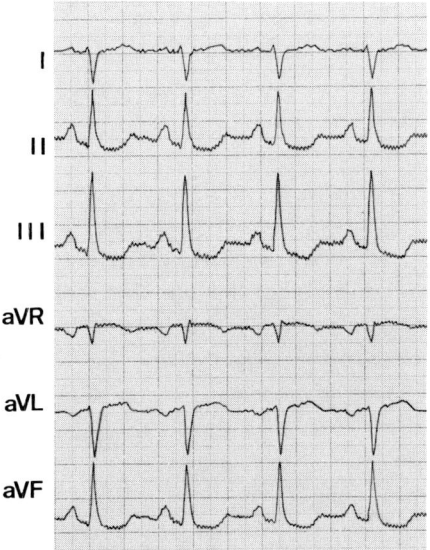
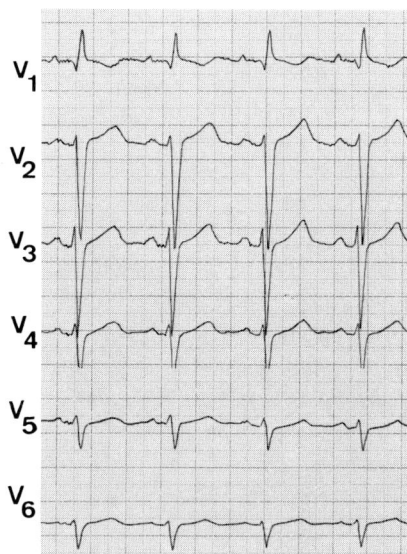

EKG-Beispiel Nr. 47

menteneinfluß) sehr groß, so daß oft nur die Verdachtsdiagnose einer Hypertrophie möglich ist.

Volumenbelastungen bewirken im allgemeinen eine Verlängerung der Erregungsausbreitung (QRS-Verbreiterung). Widerstandshypertrophie führt zu Amplitudenzunahme (R bzw. S) und Störungen der Vollerregung und Repolarisation (ST und T). Im direkten Bild sind Belastungen des rechten Ventrikels rechtspräcordial (V_1, V_2), Belastungen des linken Ventrikels linkspräcordial (V_5, V_6) am deutlichsten zu sehen. Die Veränderungen sind spiegelbildlich auf der gegenüberliegenden Ableitung zu erkennen.

5.2.2.1. **Linkshypertrophie:** Kennzeichen: Drehung des QRS-Vektors nach links, Amplitudenzunahme von QRS in I, aVL, V5 und V6, in den gegensinnigen Ableitungen entsprechende Amplitudenverminderung. Diskordante Verlagerung der ST-Strecke und Inversion der T-Welle deuten eine entsprechende Linksschädigung an; sie tritt besonders häufig bei Widerstandshypertrophie auf. QRS meist nur geringfügig verbreitert, meist nicht mehr als 0,11 sec *(Tab. II)*.

5.2.2.2. **Rechtshypertrophie:** Kennzeichen: Abweichung des QRS-Vektors nach rechts, vorn und unten, es kommt somit zum Steil- oder Rechtstyp, Überhöhung von R rechtspräkordial (V1, V2) und Reduktion von S. Diskordanz der Kammerendteile deuten auch hier auf Rechtsschädigung. Volumenhypertrophie führt zur QRS-Verbreiterung *(Tab. III)*.

Tabelle II: EKG-Kriterien der Kammerhypertrophie links (Schaub)

1. Linkslage, besonders wenn überdreht
2. R überhöht in I (≥ 2 mV), aVL ($\geq 1,1$ mV) oder aVF (≥ 2 mV), V_{5-6} ($\geq 2,6$ mV) S tief negativ in III, aVR, V_{1-3}, eventuell II und III
3. T flach, biphasisch oder negativ in I, aVL, V_{5-6}, eventuell aVF
4. ST gesenkt in I, aVL oder aVF, V_{5-6}, ST-Hebung V_{2-3}
5. U negativ in I, aVL, V_{5-6}
6. QT-Distanz verlängert
7. GNB[1] in $V_{5-6} \geq 0,55$ s
8. QRS leicht verbreitert (bis 0,11 s)
9. Indizes
   $R_{V5} + S_{V1} \geq 3,5$ mV
   R/T in V_{5-6}, I und aVL ≥ 10
   $R_I + S_{III} \geq 2,5$ mV
   $(R_I - S_I) + (S_{III} - R_{III}) \geq 1,7$ mV
   GNB in V_6 − GNB in $V_1 \geq 0,032$ s

[1] GNB = größte Negativitätsbewegung

EKG-Beispiel Nr. 48:

68jährige Frau, langjährige Hypertonie, koronare Beschwerden.

Meßwerte:
P-Welle vorhanden, P-Wellenamplitude in Abl. II 0,2 mV, Dauer (Abl. II) 0,10 sec, P-Wellenform linksbetont, PQ-Zeit 0,12 sec, konstant, R-Amplitude in Abl. I 1,3 mV, in Abl. II 1,1 mV, in Abl. III 0,5 mV, QRS-Dauer 0,10 sec (gemessen in Abl. III, V_6), Besonderheiten in der QRS-Form: Q II, III, aVF, ST-Strecke in Abl. V_5, V_6 gesenkt um max. 0,1 mV, ST-Verlauf deszendierend in II, (III, aVF), V_5, V_6, T-Welle diskordant in V_5, V_6, U-Welle nicht vorhanden, QT-Dauer 0,32 sec, RR-Abstand 0,56 sec entsprechend Frequenz 102 pro Minute.

Besonderheiten:
Hohe R-Zacken linkspräcordial, tiefe S-Zacken rechtspräcordial, linksbetontes P (V_1); Q in II, III, aVF.

> *Quiz-Frage zum Thema:*
> Welche Herzkammer ist hypertrophiert?

EKG-Beispiel Nr. 49:

42jährige Frau mit Leistungsschwäche, Belastungsdyspnoe und »Herzklopfen«,

Tabelle III: EKG-Kriterien der Kammerhypertrophie rechts (Schaub)

1. Rechtslage, besonders wenn $\alpha \geq + 150°$ (II überwiegend negativ)
2. V_1: R hoch $\geq 0,7$ mV), S klein ($\leq 0,2$ mV)
3. V_{5-6}: R klein, S tief ($\geq 0,7$ mV)
4. T biphasisch oder negativ und ST gesenkt in V_{1-3}
5. GNB[1] in $V_1 \geq 0,03$ s
6. QRS leicht verbreitert (bis 0,11 s)
7. In gewissen Fällen, besonders bei chronischem Cor pulmonale und Emphysem: rS-Zacken und flach positives T in $V_1 - V_{5-6}$; $S_{I, II, III}$ − Typ
8. Indizes
   R/S in V_1) $\geq 1,7$ mV
   GNB in V_6 − GNB in $V_1 \geq 0,032$ s

[1] GNB = größte Negativitätsbewegung

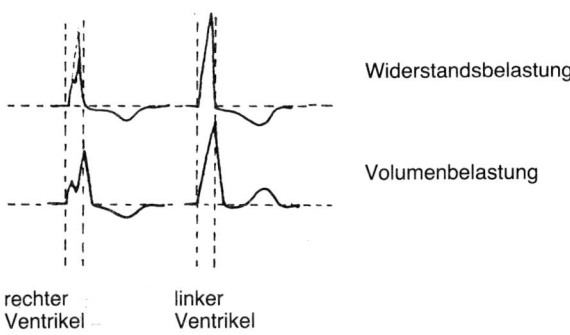

Abbildung 7:
Widerstands- und
Volumenbelastung des
rechten und linken
Ventrikels.

Widerstandsbelastung

Volumenbelastung

rechter
Ventrikel

linker
Ventrikel

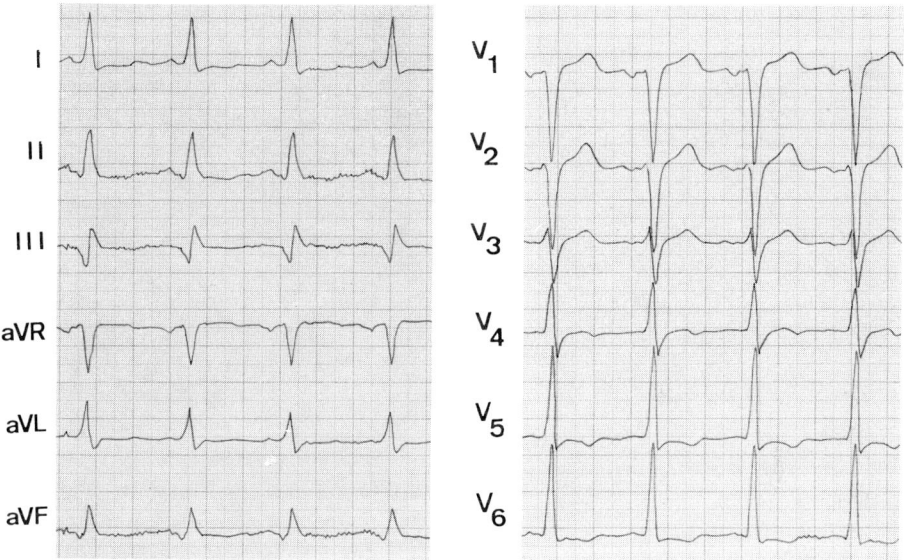

EKG-Beispiel Nr. 48

Meßwerte:

P-Welle vorhanden, P-Wellenamplitude in Abl. I, II 0,2 mV, Dauer (Abl. II) 0,08 sec, P-Wellenform rechtsbetont (?), PQ-Zeit 0,14 sec, konstant, R-Amplitude in Abl. I 0,2 mV, in Abl. II 0,3 mV, in Abl. III 1,4 mV, QRS-Dauer 0,12 sec (gemessen in Abl. V_2), Besonderheiten in der QRS-Form: hohe, schlanke R-Zacken rechtspräcordial, tiefe S-Zacken linkspräcordial, ST-Strecke gesenkt um max. 0,4 mV in V_2, V_3, ST-Verlauf deszendierend in V_1 bis V_6, T-Welle diskordant, U-Welle vorhanden, QT-Dauer 0,44 sec, RR-Abstand 0,70 sec entsprechend Frequenz 93 pro Minute.

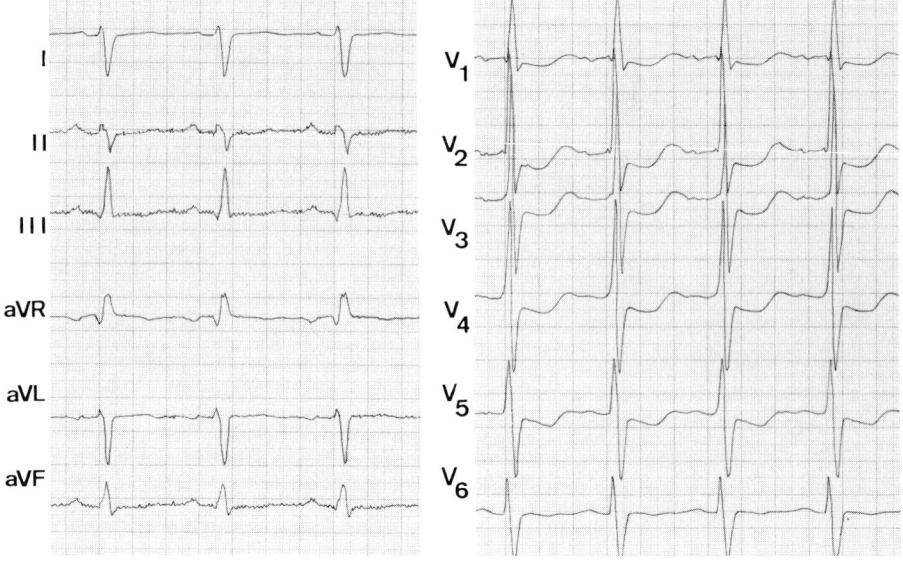

EKG-Beispiel Nr. 49

Besonderheiten:
Lagetyp, rR′ rechtspräcordial (in-kompletter Rechtsschenkelblock) S-Zacken bis V_6.

> *Quiz-Frage zum Thema:*
> Welche Form der Hypertrophie erkennen Sie?

EKG-Beispiel Nr. 50:

45jähriger Mann mit Herzfehler seit Kindheit.

Meßwerte:
P-Welle vorhanden, P-Wellenam-plitude in Abl. II 0,25 mV, Dauer (Abl. II) 0,10 sec, P-Wellenform linksbetont, in Abl. V_1 +0,1 −0,3 mV, PQ-Zeit 0,22 sec, konstant, R-Amplitude in Abl. I 0,4 mV, in Abl. II 1,7 mV, in Abl. III 1,7 mV, QRS-Dauer 0,10 sec (gemessen in Abl. V_2), Besonderheiten in der QRS-Form: rR′ in V_2, hohe R-Zak-ken rechtspräcordial, ST-Strecke ge-senkt um max. 0,2 mV in Abl. V_4, V_5, ST-Verlauf deszendierend, T-Welle diskordant, U-Welle vor-handen (?), QT-Dauer 0,4 sec (?), RR-Abstand 0,8 sec entsprechend Frequenz 75 pro Minute.

Besonderheiten:
Lagetyp, P-Welle, R-Amplituden rechtspräcordial, Kammerendteil-veränderungen.

> *Quiz-Frage zum Thema:*
> Welche Hypertrophie liegt vor?

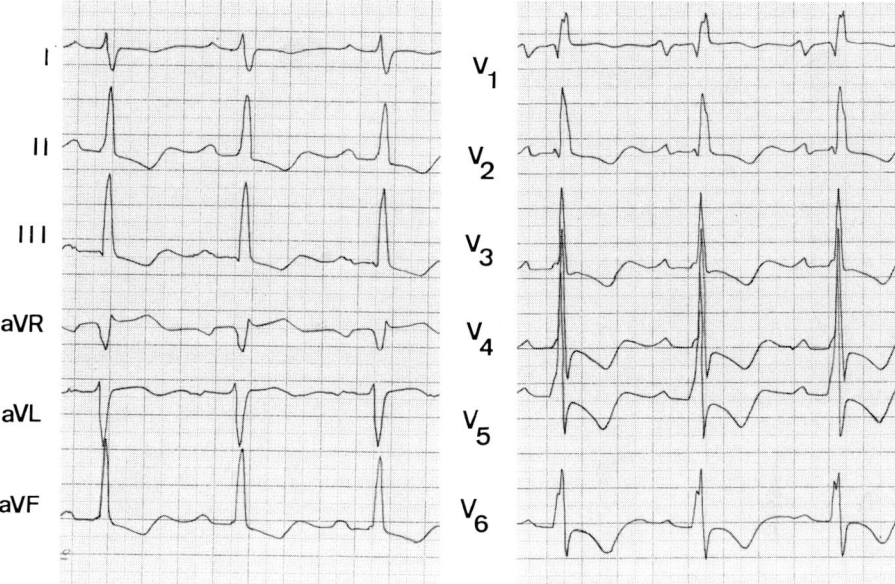

EKG-Beispiel Nr. 50

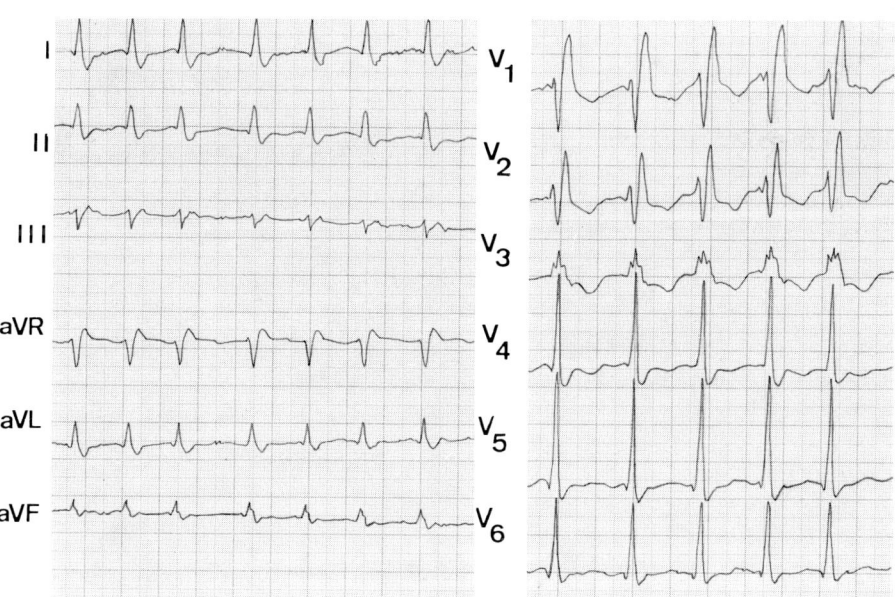

EKG-Beispiel Nr. 51

EKG-Beispiel Nr. 51:

75jähriger ehemaliger Bergmann mit schwerer Rechtsherzinsuffizienz, arterielle Hypertonie anamnestisch bekannt.

Meßwerte:

P-Welle nicht vorhanden, Flimmerwellen, R-Amplitude in Abl. I 1,0 mV, in Abl. II 0,7 mV, in Abl. III 0,2 mV, QRS-Dauer 0,12 sec (gemessen in Abl. V_1), Besonderheiten in der QRS-Form: rR' in V_1, ST-Strecke gesenkt um max. 0,2 mV (V_1-V_3), ST-Verlauf deszendierend, T-Welle diskordant, U-Welle nicht vorhanden, QT-Dauer 0,28 sec, RR-Abstand 0,28 sec bis 0,40 sec, entsprechend Frequenz etwa 170 pro Minute.

Besonderheiten:

Tachykardie, Arrhythmie, Rechtsverspätungskurve (rR'), hohe R-Amplituden rechtspräcordial.

Quiz-Frage zum Thema:
Liegt eine Hypertrophie vor?

5.3. Elektrolytbedingte EKG-Veränderungen

Die im EKG registrierbaren Aktionsströme entstehen durch Ionenverschiebungen an der Zellmembran. Verschiebungen des Elektrolytgleichgewichts verändern damit auch den Ablauf der elektrischen Erregung.

Von klinischem Interesse und elektrokardiographisch erkennbar sind vor allem Störungen im *Kalium*- und *Kalzium*haushalt. Natrium-, Chlorid-, Magnesium- und Säure-Basen-Verschiebungen führen nicht zu klinisch relevanten EKG-Veränderungen.

5.3.1. Störungen des Kaliumhaushalts: Nach elektrophysiologischen Überlegungen werden die EKG-Veränderungen vom Kaliumgradienten an der Zellmembran erzeugt. Da aber das intrazelluläre Kalium nicht bestimmbar ist, gibt das im Serum meßbare extrazelluläre Kalium nur grobe Anhaltspunkte. Für die Ver-

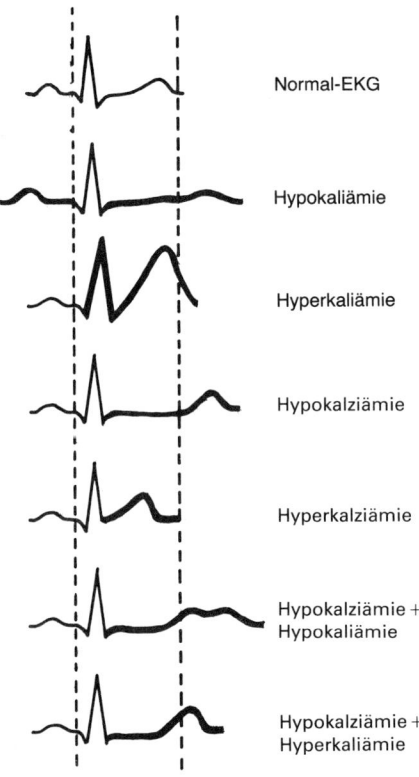

Normal-EKG

Hypokaliämie

Hyperkaliämie

Hypokalziämie

Hyperkalziämie

Hypokalziämie + Hypokaliämie

Hypokalziämie + Hyperkaliämie

Abbildung 8: siehe Text

hältnisse an der Zellmembran gibt das EKG *zusätzliche* Information. Besonders deutlich werden EKG-Veränderungen bei schnellen Elektrolytverschiebungen. Serienregistrierungen des EKG sind prognostisch und therapeutisch besonders interessant.

5.3.1.1. **Hypokaliämie:** Pathognomonisch sind die Veränderungen am Kammerendteil: die T-Welle wird mit zunehmender Hypokaliämie (unter 3,5 mVal/l obligat) flacher, im selben Maß wird eine *U-Welle* deutlicher. T und U verschmelzen zur *TU-Verschmelzungs*welle, so daß das Ende von T nicht mehr exakt zu bestimmen ist. Es resultiert eine *scheinbare QT-Verlängerung.* (Da häufig eine Hyokalziämie mitvorhanden ist, entsteht oft eine *echte* QT-Verlängerung; siehe 5.3.2.1.)

Weitere Veränderungen betreffen die P-Welle, die leicht überhöht sein kann, die PQ-Zeit, die gering verlängert sein kann und eine Neigung zur Extrasystolie, vor allem ventrikulär.

Medikamenteneinflüsse (besonders Digitalis + Chinidin) können identische EKG-Bilder wie bei Hypokaliämie erzeugen.

5.3.1.2. **Hyperkaliämie:** Die elektrokardiographischen Erscheinungen bei Hyperkaliämie sind *vielfältig.* Es werden sowohl tachykarde als auch bradykarde Rhythmusstörungen aller Schweregrade und Lokalisation beobachtet. Deutliche Hyperkaliämie (über 6,5 mVal/l) führt zu formalen Änderungen von QRS, ST und T:

Infolge Herabsetzung der intraventrikulären Leitungsgeschwindigkeit kommt es zur *Verbreiterung von*

QRS. Die nachfolgende ST- und T-Zeit ist nicht größer, QT also nur infolge QRS-Verlängerung verlängert. Auffälligstes Kennzeichen ist die *hohe und spitze T-Welle.*

Komplexe Elektrolytstörungen (zum Beispiel Hypokalziämie bei Niereninsuffizienz) und Veränderungen des Säure-Basengleichgewichts können das Bild der Hyperkaliämie überlagern und unkenntlich machen.

EKG-Beispiel Nr. 52a:

45jährige Frau, chronischer Laxantienabusus.

Meßwerte:
P-Welle vorhanden, P-Wellenamplitude in Abl. I 0,2 mV, Dauer (Abl. I) 0,08 sec, P-Wellenform unauffällig, PQ-Zeit 0,14 sec, konstant, R-Amplitude in Abl. I 1,0 mV, in Abl. II 0,6 mV, in Abl. III 0,1 mV, QRS-Dauer 0,10 sec (gemessen in Ableitung I, V_1), Besonderheiten in der QRS-Form: keine, ST-Verlauf aszendierend, T-Welle konkordant flach, U-Welle vorhanden, QT-Dauer 0,36 sec (frequenzentsprechend) (T-Ende extrapoliert), RR-Abstand 0,66 sec, entsprechend einer Frequenz von 90 Schlägen pro Minute.

Besonderheiten:
Flache T-Wellen, deutliches U.

Quiz-Frage zum Thema:
Welche Elektrolytstörung vermuten Sie?

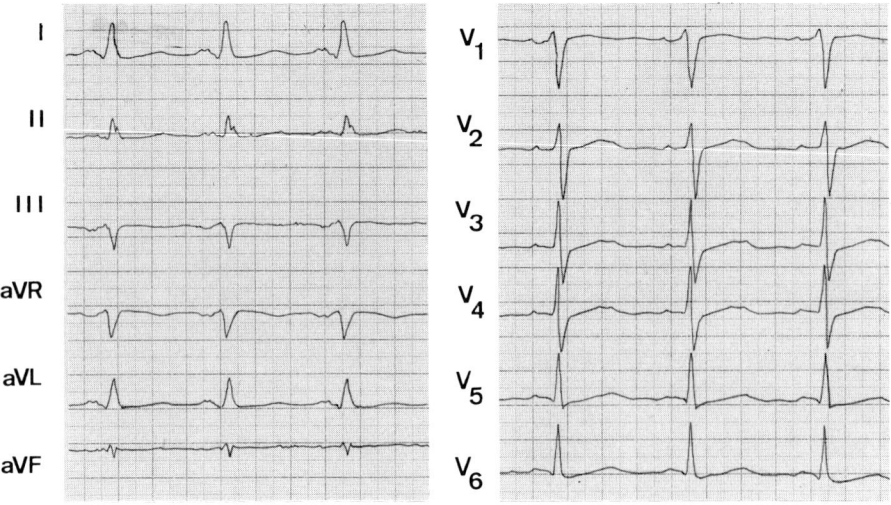

EKG-Beispiel Nr. 52a

EKG-Beispiel Nr. 52b:

Gleiche Patientin wie in Beispiel 52a nach Therapie.

Meßwerte:
P-Welle vorhanden, P-Wellenamplitude in Abl. I 0,1 mV, Dauer (Abl. I) 0,08 sec, P-Wellenform unauffällig, PQ-Zeit 0,12 sec, konstant, R-Amplitude in Abl. I 0,9 mV, in Abl. II 0,6 mV, in Abl. III 0,1 mV, QRS-Dauer 0,08 sec (gemessen in Ableitung I, V_1), Besonderheiten in der QRS-Form: keine, ST-Verlauf aszendierend, T-Welle konkordant, U-Welle nicht vorhanden, QT-Dauer 0,36 sec (frequenzentsprechend), RR-Abstand 0,760 sec, entsprechend einer Frequenz von 79 Schlägen pro Minute.

Besonderheiten:
Keine.

> *Quiz-Frage zum Thema:*
> Woran erkennen Sie die Normalisierung des Elektrolytgleichgewichts?

EKG-Beispiele Nr. 53a, b, c:

60jährige Frau, akutes Nierenversagen, Hyperkaliämie, Azidose.

Meßwerte:
53a: P-Welle nicht vorhanden, R-Amplitude in Abl. I 0,6 mV, in Abl. II 1,4 mV, in Abl. III 0,9 mV, QRS-Dauer 0,25 sec (gemessen in Ableitung II), Besonderheiten in der QRS-Form: plumpe, verbreiterte QRS-Komplexe mit analogen ST- und T-Veränderungen, ST-Strecke gesenkt um maximal 0,5 mV in Ableitung V_4 (?), ST-Verlauf dort des-

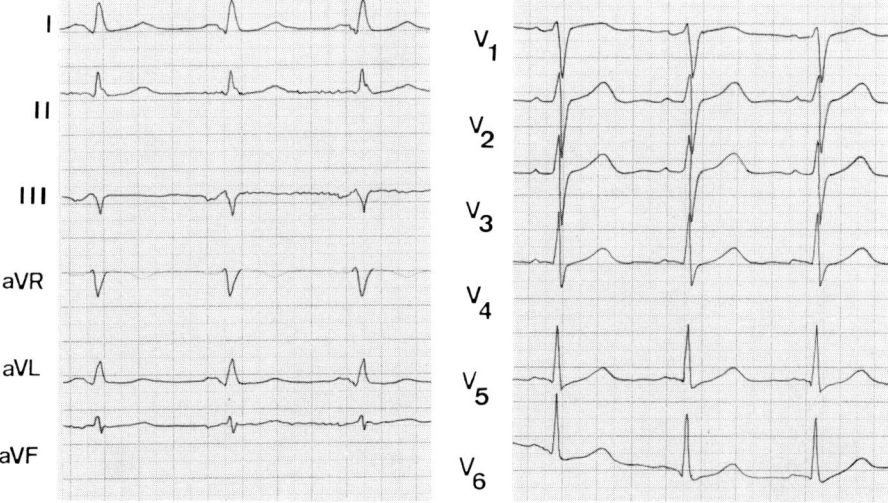

EKG-Beispiel Nr. 52b

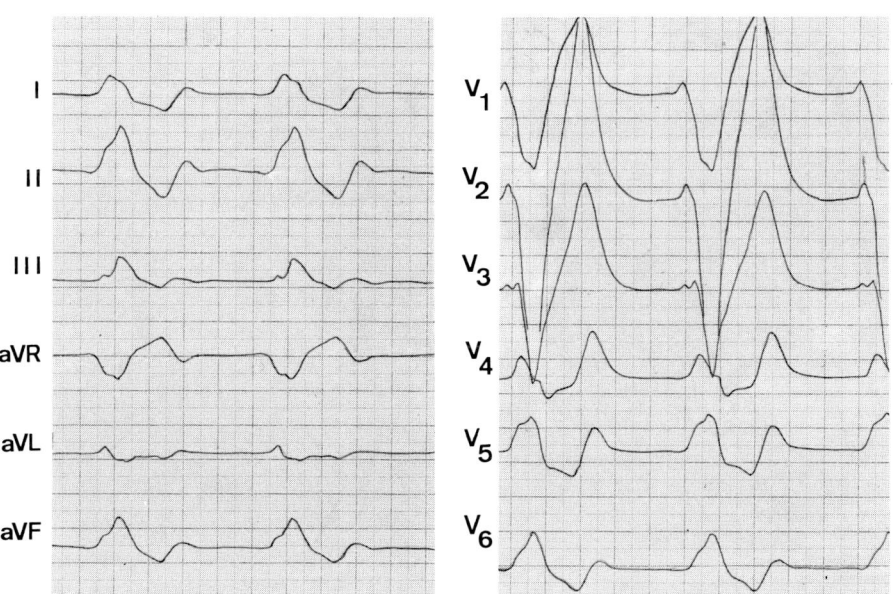

EKG-Beispiel Nr. 53a

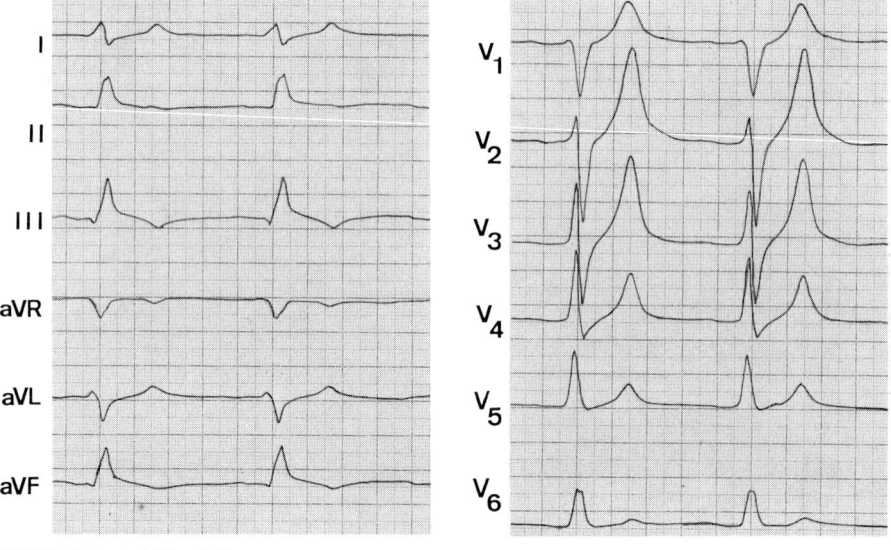

EKG-Beispiel Nr. 53b

EKG-Beispiel Nr. 53c

zendierend, T-Welle biphasisch, U-Welle nicht vorhanden, QT-Dauer 0,65 sec, RR-Abstand 0,1 sec, entsprechend einer Frequenz von 50 Schlägen pro Minute.

Besonderheiten:
Plumpe Deformierung von QRS und T, hohe, relativ spitze T-Welle, extrem lange QT-Zeit, fehlendes P.

53b: P-Welle vorhanden. P-Wellenamplitude in Abl. $V_1 < 0,1$ mV, Dauer ? sec, P-Wellenform flach, PQ-Zeit 0,24 sec, konstant, R-Amplitude in Abl. I 0,4 mV, in Abl. II 1,0 mV, in Abl. III 1,4 mV, QRS-Dauer 0,16 sec (gemessen in Ableitung V_2), Besonderheiten in der QRS-Form: breite QRS-Komplexe, T-Welle extrem hoch und spitz, T-Welle konkordant, U-Welle nicht vorhanden, QT-Dauer 0,48 sec verlängert, RR-Abstand 0,10 sec, entsprechend einer Frequenz von 60 Schlägen pro Minute.

Besonderheiten:
QT-Verlängerung infolge QRS-Verbreiterung. Drehung des QRS-Vektors gegenüber 53a.

53c: P-Welle vorhanden, P-Wellenamplitude in Abl. II 0,1 mV, Dauer (Abl. II) 0,08 sec, P-Wellenform unauffällig, PQ-Zeit 0,18 sec, konstant, R-Amplitude in Abl. I 0,8 mV, in Abl. II 1,3 mV, in Abl. III 0,8 mV, QRS-Dauer 0,1 sec (gemessen in Ableitung V_1), Besonderheiten in der QRS-Form: keine, ST-Strecke gesenkt um maximal 0,1 mV in Ableitung II, III, V_{4-6}, ST-Verlauf dort deszendierend, T-Welle konkordant, U-Welle nicht vorhanden, QT-Dauer 0,34 sec (frequenzentsprechend), RR-Abstand 0,66 sec, entsprechend einer Frequenz von 90 Schlägen pro Minute.

Besonderheiten:
ST-Senkung linkspräcordial.

> *Quiz-Frage zum Thema:*
> Ordnen Sie den Beispielen 53a bis c die Laborwerte I: K^+ 5,5 mval/l, pH 7,39 II: K^+ 11,0 mval/l, pH 6,9 und III: K^+ 6,8 mval/l, pH 7,30 zu.

5.3.2. Störungen des Kalziumhaushaltes: Wenn auch Verschiebungen des Kalziumionengleichgewichts viel mehr Veränderungen der Kontraktilität und weniger der muskulären Aktionspotentiale erzeugen, findet man bei ausgeprägter Hyper- oder Hypokalziämie pathognomonische EKG-Kurvenveränderungen.

5.3.2.1. Hypokalziämie: Deutlichstes Kennzeichen ist die *Verlängerung von QT*. Formal imponiert vor allem ein schmalbasiges *spitzes T* im Anschluß an eine verlängerte und *horizontale ST-Strecke*. (Gemeinsames Auftreten einer Hypokalziämie mit anderen Elektrolytstörungen modifiziert auch hier oft den Kurvenverlauf: vgl. 5.3.1., 5.3.3.)

5.3.2.2. Hyperkalziämie: Hierbei ist die QT-Dauer auf Kosten der ST-Strecke *verkürzt*. In ausgeprägten Fällen (Hyperparathyreoidismus) geht T unmittelbar aus QRS hervor.

5.3.3. Klinische Beispiele kombinierter Elektrolytstörungen: Hyperkaliämie und Hypokalziämie bei *Niereninsuffizienz,* Hypokaliämie und Hypokalziämie bei *Sprue u. ä.*

EKG-Beispiel Nr. 54a:

42jähriger Mann mit Hyperparathyreoidismus.

Meßwerte:
P-Welle vorhanden, P-Wellenamplitude in Abl. II 0,1 mV, Dauer (Abl. II) 0,08 sec, P-Wellenform unauffällig, PQ-Zeit 0,14 sec, konstant, R-Amplitude in Abl. I 0,6 mV, in Abl. II 0,4 mV, in Abl. III 0,1 mV, QRS-Dauer 0,08 sec (gemessen in Ableitung V_1), Besonderheiten in der QRS-Form: keine, ST-Strecke isoelektrisch, ST-Verlauf fast horizontal, T-Welle konkordant, U-Welle nicht vorhanden, QT-Dauer 0,42 sec (deutlich verlängert, Frequenznorm 0,36 sec), RR-Abstand 0,84

sec, entsprechend einer Frequenz von 70 Schlägen pro Minute.

Besonderheiten:
Verlängerte, fast horizontale ST-Strecke, schmalbasiges, spitzes T.

> *Quiz-Frage zum Thema:*
> Welche Elektrolytstörung liegt vor?

EKG-Beispiel Nr. 54b:

Gleicher Patient nach erfolgreicher Therapie, Ca^{++} 2,2 mMol/l.

Meßwerte:
P-Welle vorhanden, P-Wellenamplitude in Abl. II 0,1 mV, Dauer (Abl. II) 0,08 sec, P-Wellenform unauffällig, PQ-Zeit 0,14 sec, konstant, R-Amplitude in Abl. I 0,5 mV, in Abl. II 0,4 mV, in Abl. III 0,1 mV,

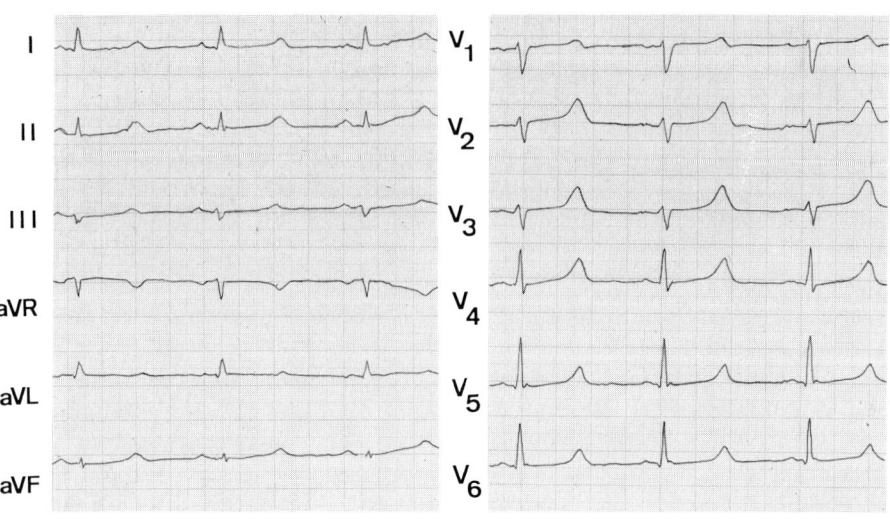

EKG-Beispiel Nr. 54a

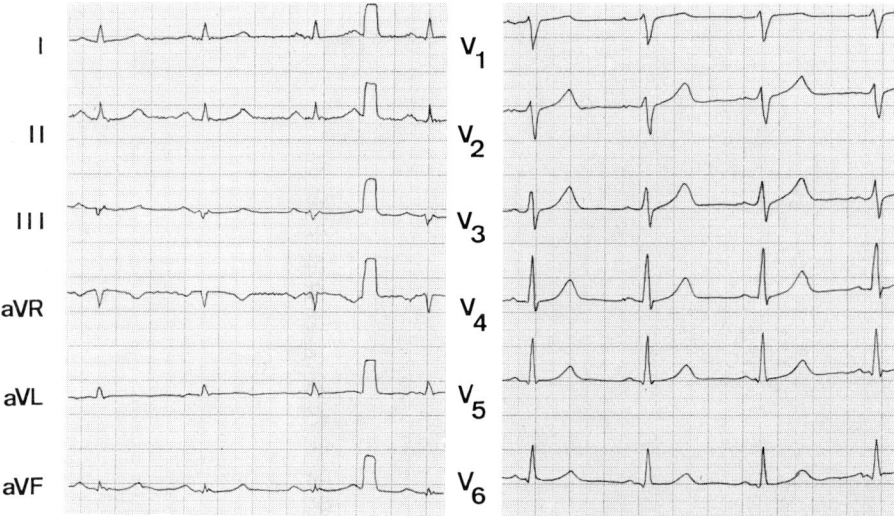

I
II
III
aVR
aVL
aVF

V$_1$
V$_2$
V$_3$
V$_4$
V$_5$
V$_6$

EKG-Beispiel Nr. 54b

QRS-Dauer 0,08 sec (gemessen in Ableitung V$_1$), Besonderheiten in der QRS-Form: keine, ST-Strecke isoelektrisch, ST-Verlauf aszendierend, T-Welle konkordant, U-Welle nicht vorhanden, QT-Dauer 0,32 sec (frequenzentsprechend), RR-Abstand 0,66 sec, entsprechend einer Frequenz von 90 Schlägen pro Minute.

Quiz-Frage zum Thema:
Wie lautet Ihr Befund?

EKG-Beispiel Nr. 55:

25jähriger Mann nach Vitamin-D-Behandlung.

Meßwerte:
P-Welle vorhanden, P-Wellenamplitude in Abl. V$_1$ 0,1 mV, Dauer

(Abl. V$_1$) 0,08 sec, P-Wellenform unauffällig, PQ-Zeit 0,14 sec, konstant, R-Amplitude in Abl. I 0,8 mV, in Abl. II 1,3 mV, in Abl. III 0,7 mV, QRS-Dauer 0,1 sec (gemessen in Ableitung V$_1$), Besonderheiten in der QRS-Form: keine, ST-Verlauf aszendierend, T-Welle konkordant, U-Welle nicht vorhanden, QT-Dauer 0,32 sec (verkürzt, Frequenznorm etwa 0,36 sec), RR-Abstand 0,82 sec, entsprechend einer Frequenz von 73 Schlägen pro Minute.

Besonderheiten:
Verkürzte QT-Zeit.

Quiz-Frage zum Thema:
Welche Elektrolytstörung vermuten Sie?

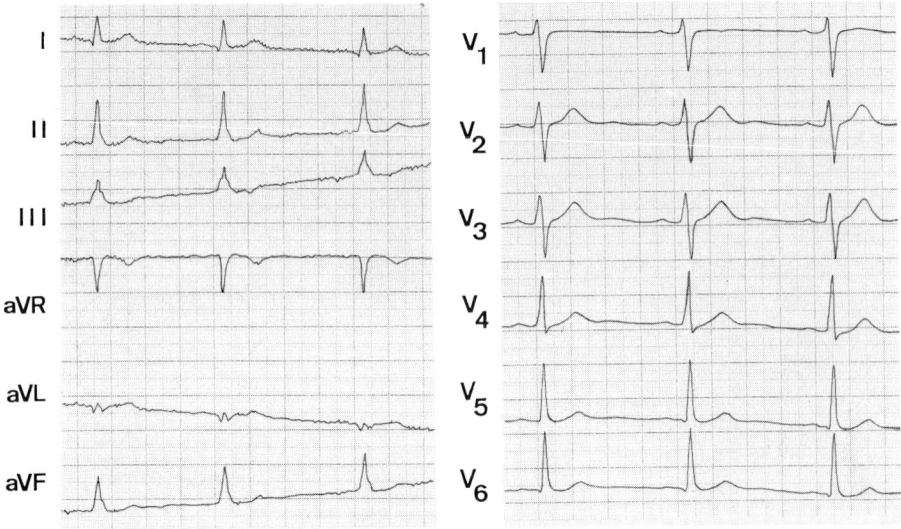

EKG-Beispiel Nr. 55

5.4. Präexzitationssyndrome (WPW, LGL):

Präexzitationssyndrome zeichnen sich durch abnorm kurze atrioventrikuläre Überleitung, (teilweise) unter Umgehung des Atrioventrikularknotens aus. Diese Kurzschlußverbindungen müssen elektrokardiographisch zu einer Verkürzung der PQ-Zeit führen. Beim typischen WPW-Syndrom wird diese vorzeitige Kammererregung *(= »Präexzitation«)* in Form einer *»Antesystole«* sichtbar (siehe *Abb. 9* oben).

Die klinische Bedeutung des WPW-Syndroms und anderer Präexzitationssyndrome ist durch die *Neigung zu tachykarden Rhythmusstörungen* gegeben. In der Pathogenese dieser Tachykardien (40 bis 80% aller WPW-Syndrome) spielt die akzessorische Bahn eine entscheidende Rolle:

Nach Art einer *Re-entry-Tachykardie* werden die natürliche Leitungsbahn und die pathologische Kurzschlußverbindung zu einem Erregungskreis geschlossen (*Abb. 9* unten). Der Erregungskreis kann in beiden Richtungen durchlaufen werden. Im dargestellten Beispiel durchläuft die vom Vorhof kommende Erregung ein akzessorisches Bündel (a), tritt in den rechten *Tawara*-Schenkel ein und durchläuft *His*-Bündel und AV-Knoten (b) in umgekehrter Richtung. Dort findet sie die Bahn a wiedererregbar vor, so daß der Erregungskreis erneut durchlaufen wird. Im linken *Tawara*-Schenkel kann die *kreisende Erregung* jeweils austreten und die Kammer mit hoher Frequenz erregen.

Antesystolen sind nur dann sichtbar, wenn die Kammererregung antegrad über das schnell leitende akzessorische Bündel (a) geschieht. Sie

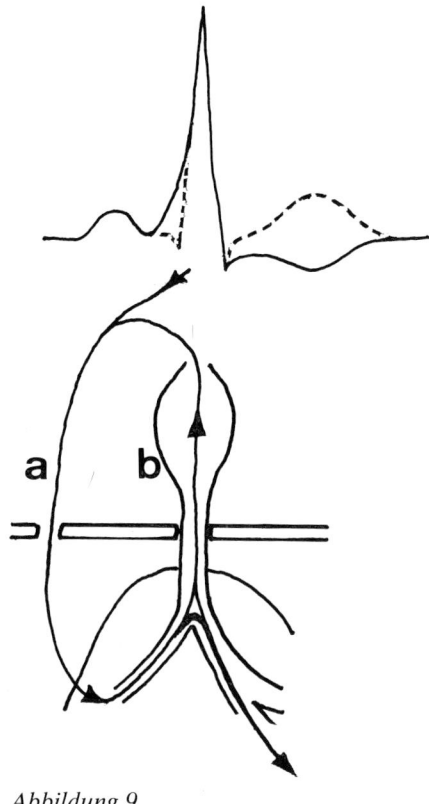

Abbildung 9

kann daher im Anfall verschwinden, falls die kreisende Erregung in antegrader Richtung den AV-Knoten benutzt.

Re-entry-Tachykardien können nur dann entstehen und aufrechterhalten bleiben, wenn nach Durchlaufen der Kreisbahn die Wiedereintrittsstelle und die nachfolgende Kreisbahn wiedererregbar und leitungsfähig sind. Therapeutisches Ziel ist es, durch Verlängerung der Refraktärität an irgendeiner Stelle den Erregungskreis zu unterbrechen.

5.4.1. Varianten der Präexzitationssyndrome:

Akzessorische Bahnen können auf verschiedenen Wegen den AV-Knoten umgehen *(Abb. 10)*. Nach ihren Beschreibern unterscheidet man:
a) *Kent*sches Bündel (4)
b) *James*-Bündel (5)
c) *Mahaim*-Bündel (6)

5.4.1.1. WPW-Syndrom *(Wolff-Parkinson-White)*: Bei dieser Störung liegt ein *Kent*-Bündel vor. Eine *Kent*sche Brücke zwischen linkem Vorhof und linker Kammer ist für den *Typ A des WPW-Syndroms* verantwortlich. Die dabei zuerst erregte linke Kammer verändert QRS nach Art eines Rechtsschenkelblocks (sternalpositives EKG).

Beim *Typ B des WPW-Syndroms* leitet ein *Kent*sches Bündel zwischen rechtem Vorhof und rechter Kammer. Die Umformung von QRS, ST und T findet daher linkspräkordial statt.

5.4.1.2. LGL-Syndrom *(Lown-Ganong-Levine)*: Bei dieser Form der Präexzitation durchläuft die Erregung ein *James*-Bündel (5 in *Abb. 10*). Da der AV-Knoten (1) umgangen wird, entfällt dort die Leitungsverzögerung (PQ-Verkürzung). Die Erregung tritt im *His*schen Bündel (2) ein, so daß die Ausbreitung auf normalen Bahnen erfolgt. Kennzeichen des LGL-Syndroms ist also eine *PQ-Verkürzung ohne QRS-, ST- und T-Veränderung.*

5.4.1.3. Wird ein *Mahaim*-Bündel zur Präexzitation benutzt (6 in *Abb. 10*), so resultiert eine *Antesystole bei relativ langer PQ-Zeit,* da die Leitungsverzögerung im AV-Knoten (zum Teil) noch erhalten bleibt.

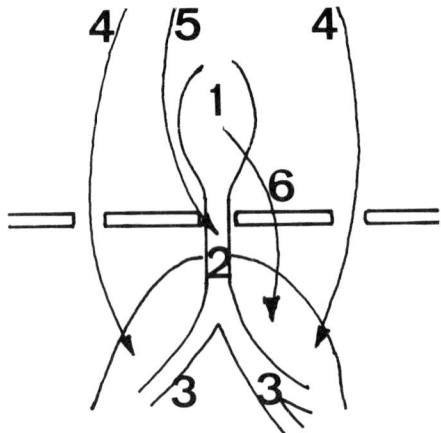

Abbildung 10

EKG-Beispiel Nr. 56:

29jähriger Mann, EKG als Zufallsbefund, Sportler.

Meßwerte:
P-Welle vorhanden, P-Wellenamplitude in Abl. I 0,2 mV, Dauer (Abl. I) 0,08 sec, P-Wellenform unauffällig, PQ-Zeit 0,08 sec, konstant, R-Amplitude in Abl. I 0,5 mV, in Abl. II 0,1 mV, in Abl. III 0,3 mV, QRS-Dauer 0,12 (gemessen in Ableitung II, III). Besonderheiten in der QRS-Form: Antesystole (δ-Welle), hohe R-Zacken rechtspräkordial, QRS-Verbreiterung > 0,12 sec, ST-Verlauf diskordant, T-Welle diskordant, U-Welle nicht vorhanden, QT-Dauer 0,38 sec (frequenzentsprechend), RR-Abstand 0,94 sec, entprechend einer Frequenz von 64 Schlägen pro Minute.

Besonderheiten:
Antesystole, QRS-Verbreiterung, sternalpositives EKG (rechtspräkordial hohes R). Kammerendteilveränderungen, Lagetyp S_I, S_{II}, S_{III}.

> *Quiz-Frage zum Thema:*
> Welche Störung finden Sie?

EKG-Beispiel Nr. 57:

Junger Mann mit proxysmalen Tachykardien.

Meßwerte:
P-Welle vorhanden, P-Wellenamplitude in Abl. II 0,2 mV, Dauer (Abl. II) 0,08 sec, P-Wellenform unauffällig, PQ-Zeit 0,10 sec, konstant, R-Amplitude in Abl. I 1,9 mV, in Abl. II 2,0 mV, in Abl. III 0,6 mV, QRS-Dauer 0,12 (gemessen in Ableitung I, II) (?). Besonderheiten in der QRS-Form: Antesystole, QRS-Verbreiterung, Kammerendteilveränderungen, ST-Verlauf diskordant, T-Welle diskordant, U-Welle nicht vorhanden, QT-Dauer 0,34 sec (frequenzentsprechend unter Abzug einer Delta-Welle, RR-Abstand 0,64 sec, entsprechend einer Frequenz von 94 Schlägen pro Minute.

Besonderheiten:
Antesystole, δ-Welle, QRS-Form, Kammerendteile, hohe Amplituden linkspräkordial.

> *Quiz-Frage zum Thema:*
> Welcher Typ der Präexzitation liegt vor!

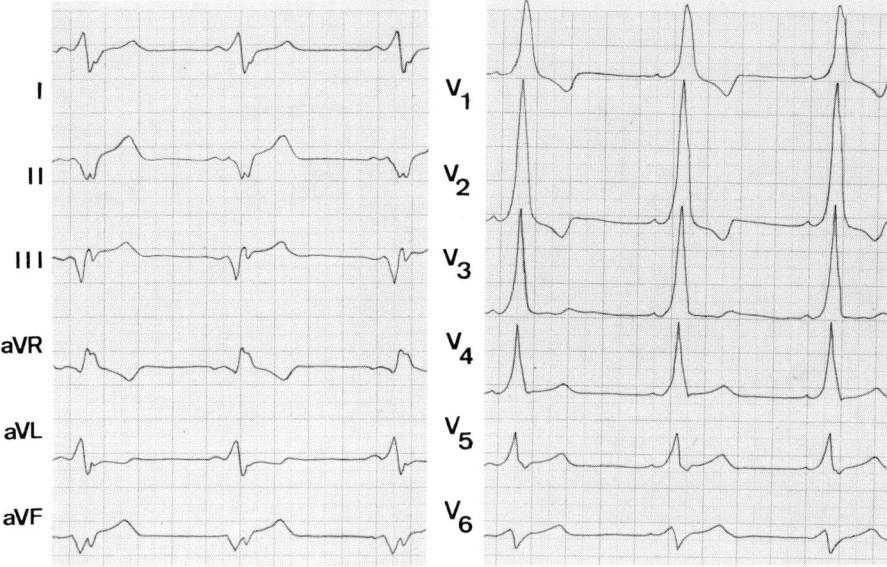

EKG-Beispiel Nr. 56

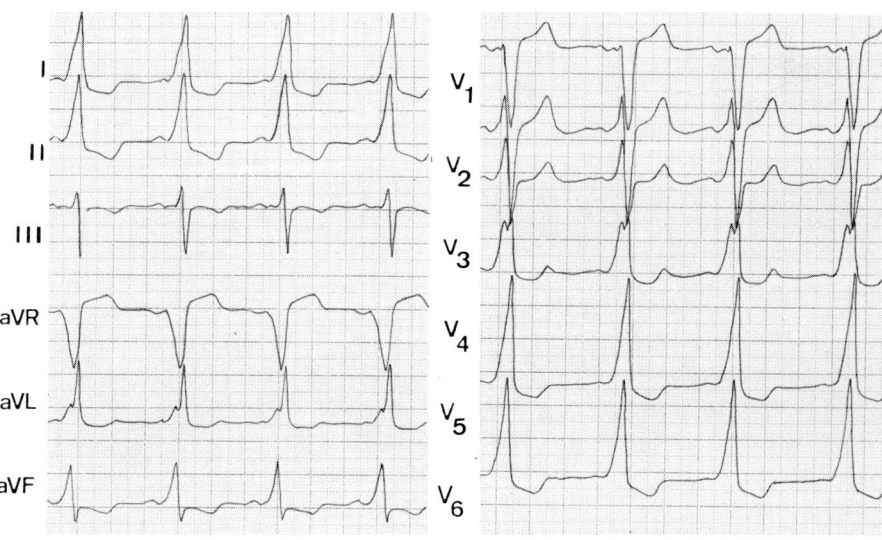

EKG-Beispiel Nr. 57

EKG-Beispiel Nr. 58:

16jähriger Junge ohne subjektive Beschwerden.

Meßwerte:
P-Welle vorhanden, P-Wellenamplitude in Abl. II 0,2 mV, Dauer (Abl. I, II) 0,08 sec, P-Wellenform linksbetont, PQ-Zeit 0,09 sec, konstant, R-Amplitude in Abl. I 1,3 mV, in Abl. II 0,5 mV, in Abl. III 0,1 mV, QRS-Dauer 0,10 (gemessen in Ableitung V_1). Besonderheiten in der QRS-Form: Antesystole, schmale QRS-Komplexe, keine Kammerendteilveränderung, ST-Verlauf dort aszendierend, T-Welle konkordant, U-Welle nicht vorhanden, QT-Dauer 0,36 sec (frequenzentsprechend unter Abzug der δ-Welle), RR-Abstand 0,78 sec entsprechend einer Frequenz von 77 Schlägen pro Minute.

Besonderheiten:
Delta-Welle, Lagetyp (16jähriger!)

Quiz-Frage zum Thema:
Welcher Typ der Präexzitation liegt vor?

EKG-Beispiel Nr. 59:

Tachykardien bei 46jährigem Mann.

Meßwerte:
P-Welle vorhanden, P-Wellenamplitude in Abl. II 0,2 mV, Dauer (Abl. II) 0,10 sec, P-Wellenform un-

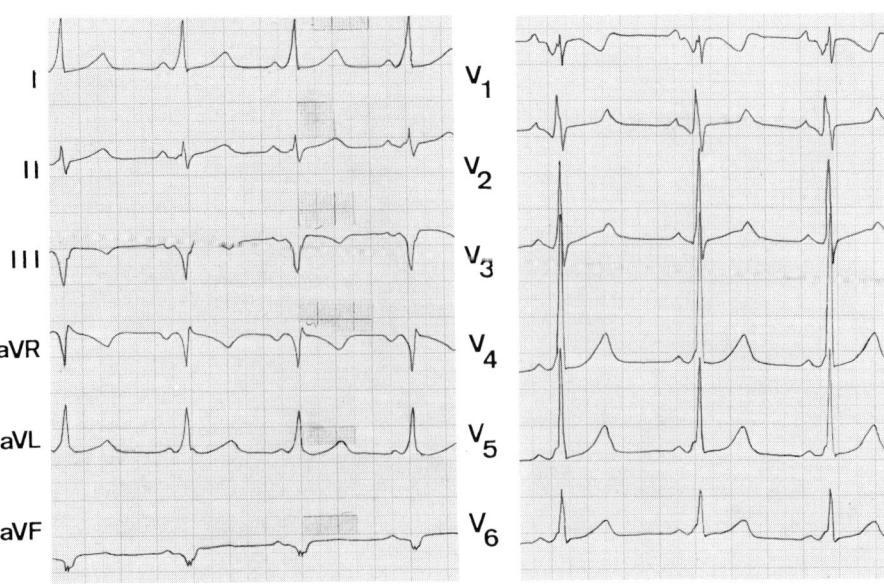

EKG-Beispiel Nr. 58

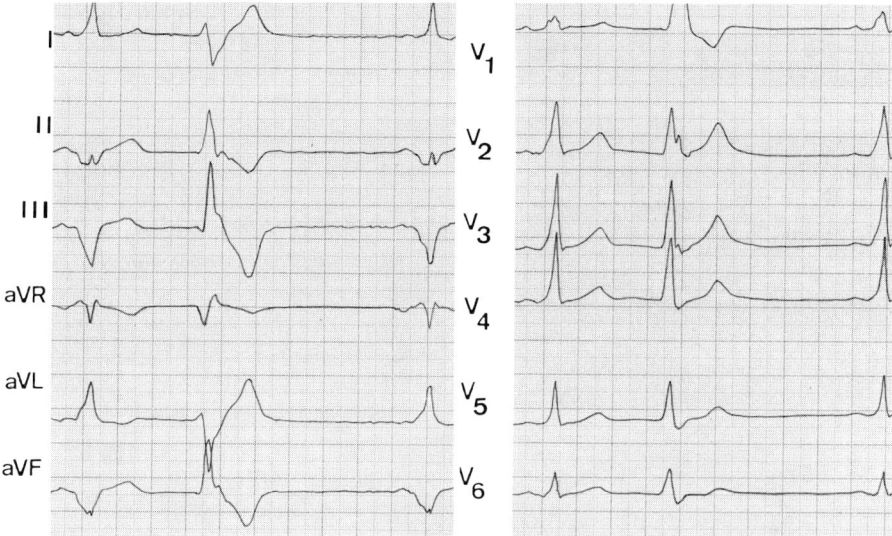

EKG-Beispiel Nr. 59

auffällig, PQ-Zeit 0,12 sec, konstant, R-Amplitude in Abl. I 1,0 mV, in Abl. II 0,0 mV, in Abl. III 0,0 mV, QRS-Dauer 0,12 (gemessen in Ableitung V₂). Besonderheiten in der QRS-Form: Verbreiterung, Aufsplitterung, Extrasystolie (jeweils 2-Schlag), überdrehter Linkstyp, ST-Verlauf aszendierend, T-Welle konkordant, U-Welle nicht vorhanden, QT-Dauer 0,40 sec (frequenzentsprechend, RR-Abstand 0,95 sec, von 64 Schlägen pro Minute.

Besonderheiten:
Delta-Welle ohne verkürzte PQ-Zeit, Lagetyp, ventrikuläre Extrasystolie, $Q_{II, III}$, aVF.

Quiz-Frage zum Thema:
Welche Differentialdiagnose kommt zum WPW-Syndrom in Frage?

5.5. Belastungs-EKG

5.1.1. **Untersuchungsziel:** Das wesentlichste Untersuchungsziel der Ergometerbelastung ist die elektrokardiographisch nachweisbare *Ischämie des Myokards*. Diese läßt sich im Ruhe-EKG nicht ausreichend objektivieren. Da der Ischämie des Myokards in jedem Fall ein Mißverhältnis zwischen *Sauerstoffangebot und Sauerstoffverbrauch* zugrunde liegt, versucht man mit Hilfe der Belastung auch latente Ischämie zu provozieren.

5.5.2. **Belastungs-Methoden:** Die früher üblichen, nicht reproduzierbaren und in ihrer Intensität nicht objektivierbaren Tests wie Kniebeugen, Zwei-Stufen-Test und andere sind obsolet. »Kletterstufen-Test« und Laufbandergometrie werden nur an wenigen Stellen durchgeführt. Das am häufigsten angewandte Verfahren ist die *Fahrradergometrie.* Sie kann im Sitzen und im Liegen durchgeführt werden.

5.5.2.1. **EKG-Registrierungen:** Neben der fortlaufenden *Monitorkontrolle* muß die EKG-Registrierung ein *Minimalprogramm* umfassen. Dazu gehört vor jeder Belastung ein vollständiges EKG in Ruhe mit zwölf Ableitungen. Je nach Zielsetzung werden während der Belastung verschiedene Programme gewählt, am häufigsten die Brustwandableitungen V_1 bis V_6 (oder V_2, V_4, V_6). Zur Vermeidung von Störpotentialen können dabei die Beinelektroden am Rücken angebracht werden. Während der Belastung wird in *Minutenabstand* registriert, nach der Belastung bis zur Normalisierung von EKG, Puls und Blutdruck.

5.5.2.2. **Blutdruckmessung:** Die Blutdruckmessung wird in üblicher Weise (Manometer in Herzhöhe) vorgenommen.

5.5.3. **Durchführung der Belastung:**

5.5.3.1. **Vorbedingungen:** Ausreichende *Ruheperiode,* keine Vorbelastung (auch kein Essen). *Medikamentenpause: Digitalis* (bis zu drei Wochen bei Digitoxin!), Antiarrhythmika, Koronarmittel (Nikotin, Coffein). *Notfallausrüstung:* Defibrillator (gesetzlich vorgeschrieben), Beatmungsmöglichkeit, Notfallmedikamente (insbesondere Antiarrhythmika).

5.5.3.2. **Kontraindikationen:** *Kardial:* akuter oder drohender Infarkt, manifeste Herzinsuffizienz, floride Karditis, maligner Hypertonus, Ventrikel- und Aortenaneurysma, mali-

gne Rhythmusstörungen schon in Ruhe, Aortenstenose.

Pulmonal: Schwere respiratorische Störungen, Asthma und akute bronchopulmonale Entzündungen.

Sonstige: Lungenembolie (auch Verdacht), Phlebothrombose, zerebrale Mangeldurchblutung.

Relative Kontraindikationen können bei schwerer Angina pectoris, früher durchgemachten Infarkten oder Myokarditiden, Vitien und allen Formen von Rhythmusstörungen vorliegen. Hier muß besonders sorgfältig der mögliche Nutzen der Untersuchung berücksichtigt werden.

5.5.3.3. **Belastungsintensität:** Die Belastungsdauer soll auf jeder Stufe sechs Minuten betragen. Ein steady state soll für Blutdruck und Puls drei Minuten andauern. Die Belastung beginnt auf der anamnestisch angegebenen, noch tolerierten Leistung:

25 Watt: langsames Gehen
50 Watt: normales Gehen, leichte Arbeit
75 Watt: schnelles Gehen, mittelschwere Arbeit
100 Watt: Laufen, schwere Arbeit
125 bis 150 Watt: schnelles Laufen, sehr schwere Arbeit.

Sinnvoll ist es auch, die Belastungsintensität am Körpergewicht zu orientieren, um vergleichbare Ergebnisse zu erhalten (z. B. 1 W/kg).

5.5.3.4. **Kriterien der Ausbelastung:** Als Maß für die Ausbelastung, die möglichst erreicht werden sollte, wird die Pulsfrequenz herangezogen: Für den vermutlich Herzgesunden gilt als *maximale Herzfrequenz* 220 minus Lebensalter (nur kurzfristig tolerierbar). Ein steady state kann vom Herzgesunden bei einer Frequenz von 200 minus Lebensalter gehalten werden.

5.5.4. Beurteilungskriterien:

5.5.4.1. Auswertung: Pathologische Veränderungen können sowohl *Rhythmusstörungen* wie Extrasystolie, SA-Blockierung, AV-Blockierung, Schenkelblöcke bis zu »malignen« Rhythmusstörungen bedeuten.

Die formal wichtigsten Veränderungen betreffen die *Repolarisation*, das heißt *Veränderungen an ST und T:* siehe *Abbildung 11.*

Pathologische ST-Senkung: ST-Strecke *horizontal* oder *deszendierend* gesenkt über *mehr als 0,08 sec* und *mehr als 0,1 mV* in den Extremitätenableitungen oder *mehr als 0,2 mV* in den Brustwandableitungen. Als Beginn der ST-Senkung wird der sogenannte J-Punkt, das ist der Übergang des aszendierenden Teils von S zur ST-Strecke gewertet (siehe *Abb. 11*). Ein verzögerter Anstieg von ST ist verdächtig und erfordert evtl. nochmalige Belastung mit höherer Stufe (gestrichelte Kurve in *Abb. 11*). *ST-Hebungen* können vorkommen, besonders bei proximalen Koronarstenosen.

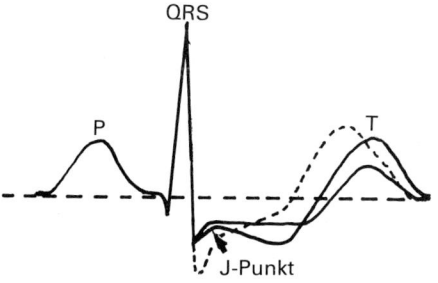

Abbildung 11: siehe Text

U-Negativierung ist immer pathologisch.

Pathologische Rhythmuskriterien sind:

gehäufte monotype (mehr als 10/min) Extrasystolen
gehäufte polytope Extrasystolen
Salven von Extrasystolen
Vorhofflimmern und -flattern (wenn neu aufgetreten)
SA- und AV-Blockierung I. bis III. Grades
Schenkelblockierung (wenn neu aufgetreten)

5.5.4.2. Abbruchkriterien: Bedrohliche Belastungsfolgen fordern den *Belastungs-Abbruch.* Dazu gehören: *Angina pectoris, ST-Senkung über 0,25 mV, multiple Extrasystolen, Salven, vorzeitige Extrasystolen, SA- und AV-Blockierungen, Schenkelblöcke und Blutdruckanstiege über 250/120 mm Hg.*

5.5.5. Fehlermöglichkeiten:

5.5.5.1. Falsch positiver Test: Häufigste Fehlermöglichkeit ist der Einfluß von Medikamenten, insbesondere von Digitalisglykosiden, Antiarrhythmika und Psychopharmaka (in hohen Dosen). Elektrolytstörungen (Kalium), vegetative Einflüsse und *Hypertrophie* erschweren die Interpretation. (Bei Frauen wird mit zunehmendem Alter häufig eine falsch positive Reaktion beobachtet.)

5.5.5.2. Falsch negative Ergebnisse lassen vor allem auf *zu geringe Belastungsintensität* schließen, weiterhin besteht die Möglichkeit eines nicht ausreichenden *Ableitungsprogramms* oder ungenügender *Nachbeobachtung. Tagesschwankungen* sollten bedacht werden.

EKG-Beispiel Nr. 60:

Ruhe-EKG – 58jährige Frau, Hypertonieanamnese, präoperative Untersuchung.

Meßwerte:
P-Welle vorhanden, P-Wellenamplitude in Abl. II 0,1 mV, Dauer (Abl. II) 0,08 sec, P-Wellenform linksbetont, PQ-Zeit 0,14 sec, konstant, R-Amplitude in Abl. I 0,5 mV, in Abl. II 1,2 mV, in Abl. III 1,0 mV, QRS-Dauer 0,08 (gemessen in Ableitung V_2), Besonderheiten in der QRS-Form keine, ST-Strecke gesenkt um maximal 0,1 mV in Ableitung V_6, ST-Verlauf dort horizontal, T-Welle konkordant terminal negativ in II, III, aVF, U-Welle nicht vorhanden, QT-Dauer 0,38 sec (frequenzentsprechend), RR-Abstand 0,84 sec, entsprechend einer Frequenz von 72 Schlägen pro Minute.

Besonderheiten:
Kammerendteilveränderung S-Zacken bis V_6. Eine Ergometerbelastung mit 60 Watt (= 1 W/kg) muß nach einer Minute wegen heftiger retrosternaler Schmerzen abgebrochen werden. Blutdruckanstieg auf 220/110 (ausgehend von 200/90). Eindeutig pathologische ST-Senkung um 0,2 mV mit deszendierendem ST-Verlauf (60b). In der stark verzögerten Erholungsphase bei Wiederanstieg der ST-Strecke eher noch deutlicheres ST-Strecken-Deszendieren (60c). Anhaltend hohe Blutdruckwerte 220/110.

Quiz-Frage zum Thema:
a) Wie ist das Ergebnis der Belastung? b) Welche Kriterien der pathologischen Reaktion sind erfüllt? c) Welche Abbruchkriterien liegen vor? d) Was wurde unter Umständen falsch geplant?

EKG-Beispiel Nr. 61:

71jährige Frau, gelegentlich bei größeren Anstrengungen retrosternales Druckgefühl.

Meßwerte:
P-Welle vorhanden, P-Wellenamplitude in Abl. II 0,15 mV, Dauer (Abl. II) 0,1 sec, P-Wellenform unauffällig, PQ-Zeit 0,16 sec, konstant, R-Amplitude in Abl. I 1,2 mV, in Abl. II 0,6 mV, in Abl. III 0,1 mV, QRS-Dauer 0,08 (gemessen in Ableitung V_1), Besonderheiten in der QRS-Form: keine, ST-Strecke isoelektrisch, ST-Verlauf aszendierend, T-Welle konkordant, U-Welle nicht vorhanden, QT-Dauer 0,36 sec (frequenzentsprechend), RR-Abstand 0,88 sec, entsprechend einer Frequenz von 68 Schlägen pro Minute.

Besonderheiten:
Übergang von ST nach T angedeutet knickförmig.

Quiz-Frage zum Thema:
a) Welches Kriterium zum Abbruch der Belastung finden Sie? b) Beschreiben Sie das Belastungs-EKG!

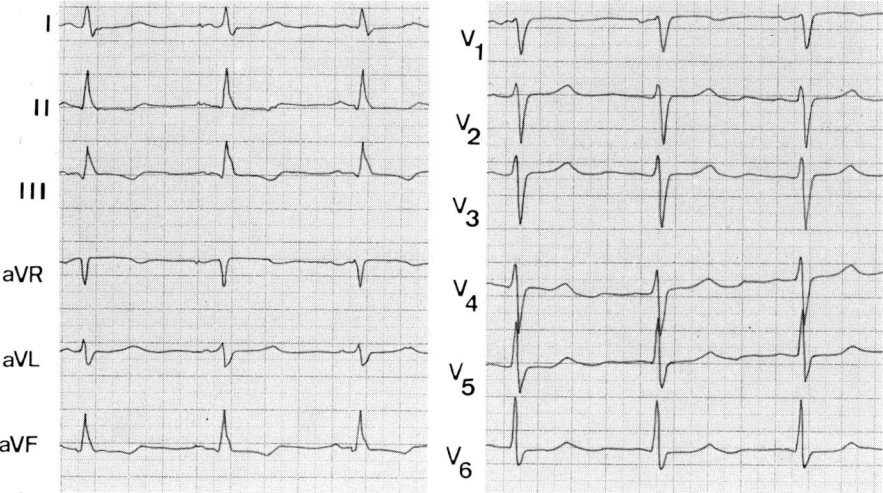

EKG-Beispiel Nr. 60 a

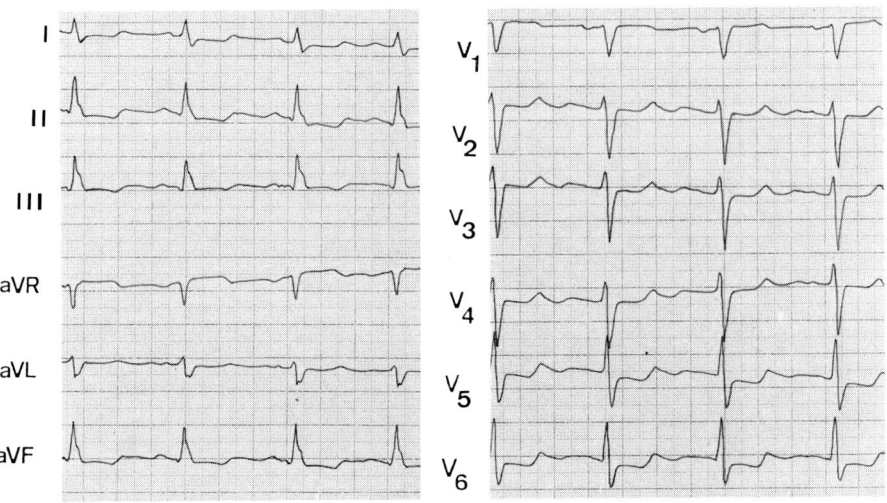

EKG-Beispiel Nr. 60 b

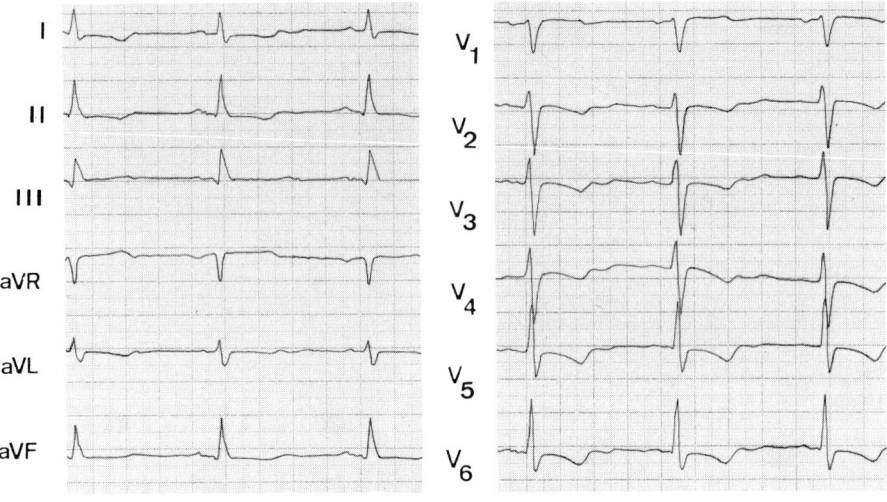

EKG-Beispiel Nr. 60 c

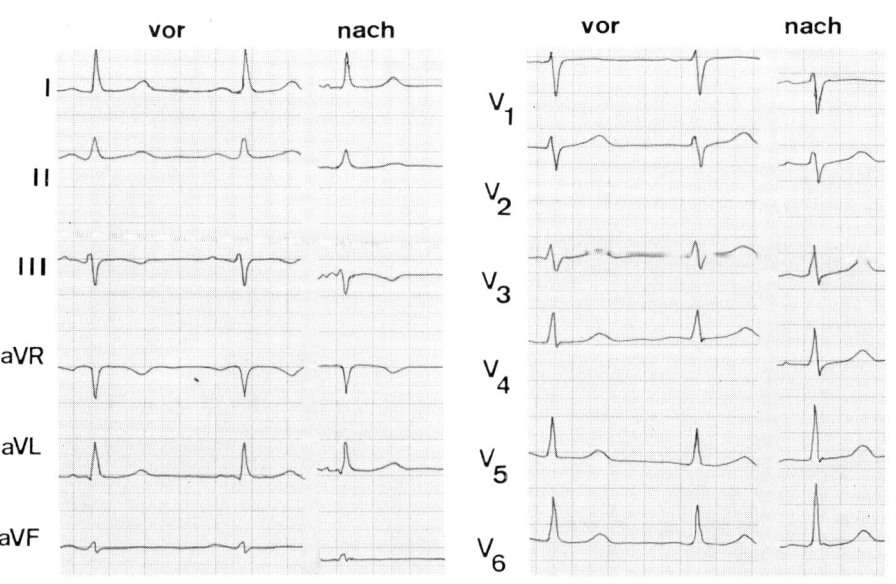

EKG-Beispiel Nr. 61 a

während Belastung

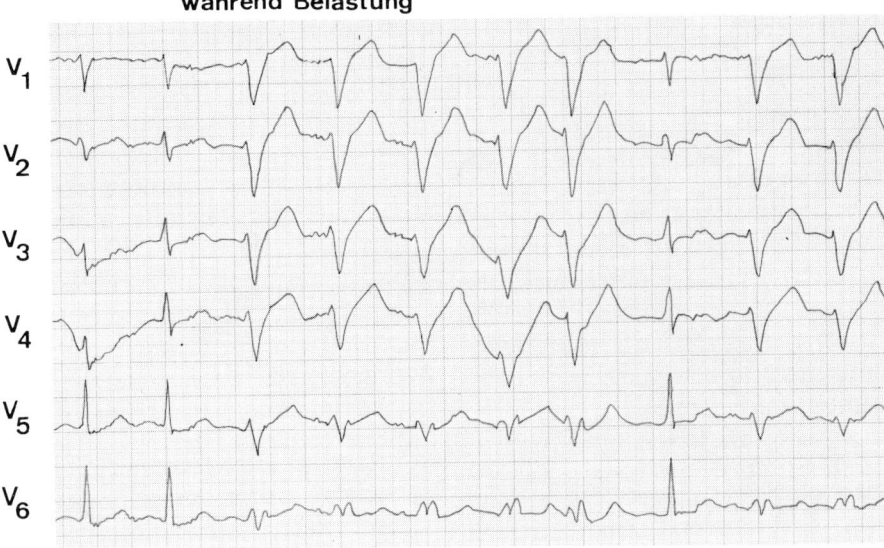

EKG-Beispiel Nr. 61 b

5.6. Schrittmacher-EKG

Das Schrittmacher-EKG wird geprägt von dem Nebeneinander von elektrisch ausgelösten Erregungen und Spontanaktionen. Die Schrittmacherfunktion selbst muß *Stimulation* und *Steuerung* der Impulsabgabe gewährleisten. Spontanaktionen müssen also vom Schrittmacher zuverlässig erkannt werden. Die *Elektrodenposition* bestimmt den *Ort* der Schrittmacherfunktionen. Dieser kann im *Vorhof*, in der (rechten) *Kammer* oder bei Zweikammersystemen in *Vorhof und Kammer* liegen. Durch *Programmierung* von außen können bei zahlreichen Schrittmachermodellen die Schrittmachereigenschaften (zum Beispiel Frequenz) variiert werden.

Die meisten Schrittmacher arbeiten *gesteuert im rechten Ventrikel.* Da aber zunehmend komplexe Schrittmachersysteme zur Anwendung kommen, muß für die Beurteilung eines Schrittmacherelektrokardiogramms die Funktionsweise bekannt sein. Hierfür hat sich eine *Codierung* durchgesetzt (3-letter-Code):

a) Ort der Funktion:
   A = Vorhof (Atrium)
   V = Ventrikel
   D = doppelt (A+V)

b) Funktionsweise:
   I = inhibiert durch Eigenaktion
   T = Steuerung (»Triggerung«) über Eigenaktion
   P = einfache Programmierbarkeit
   M = Multiprogrammierbarkeit

c) Codierung:
1. Position: Stimulationsort
   (A, V, D)
2. Position: Ort der Steuerung
   (O, keine
   Steuerung, A, V, D)
3. Position: Art der Steuerung
   (T, I, D)

5.6.1. **Schrittmachersysteme:**
Beispiele siehe *Abbildung 12.*

5.6.1.1. **AOO:** Vorhofstimulierendes, starrfrequent, das heißt ohne Steuerung arbeitendes System. Elektrode im Vorhof. Für die Dauerbehandlung ungeeignet, bei Störung der Impulserkennung (»Sensing-Defekt«, Steuerungsausfall) arbeiten jedoch vorhofstimulierende (gesteuerte) Geräte nach AOO-Art.

5.6.1.2. **VOO:** Ventrikelstimulierender, starrfrequent arbeitender Schrittmacher. Auch dieses System wird zur Dauerstimulation nicht mehr verwendet. Entsprechende EKGs sieht man daher nur bei VVI-Schrittmachern (siehe unten) mit Steuerungsdefekt.

5.6.1.3. **VVI:** Ventrikelstimulierender, über ventrikuläre Potentiale inhibierter Schrittmacher. Der Schrittmacher stimuliert nur dann, wenn die Eigenfrequenz die Schrittmacherfrequenz *unterschreitet.* VVI-Schrittmacher werden am häufigsten verwendet, oft als programmierbare Geräte (= VVI-M).

5.6.1.4. **AAI:** Vorhofstimulierender, vorhofgesteuerter Schrittmacher. Er arbeitet nach dem gleichen Prinzip wie der VVI-Schrittmacher. Die Elektrode ist im Vorhof fixiert.

5.6.1.5. **VAT:** Ventrikelstimulierender Schrittmacher. Die Impulsfolge wird über Vorhofaktionen gesteuert (»getriggert«). Dieser Schrittmacher benötigt also zwei Elektroden. Die Vorhofelektrode dient nur der Impulsaufnahme, die Kammerelektrode nur der Stimulation. Eine ventrikuläre Impulserkennung fehlt (siehe 4. QRS-Komplex in *Abbildung 12,* VAT). Da dort auch ein steuernder Vorhofimpuls fehlt, stimuliert das Gerät ungesteuert nach entsprechendem Grundintervall (g) in die Kammerendteile des Spontanimpulses. (Dieser Nachteil läßt erwarten, daß VAT-Schrittmacher vom Markt verschwinden.)

5.6.1.6. **DVI:** Vorhof- und – bei Bedarf – kammerstimulierender Schrittmacher (ventrikulär inhibiert, im Vorhof ungesteuert). Es handelt sich bei diesem System un eine *AV-sequentielle Stimulationsform,* deren Stimulationsfolge jeweils über den ventrikulär inhibierten oder stimulierten Zyklus bestimmt wird. Dieser löst (nach vorgegebenem Intervall R−P) einen vorhofstimulierenden Impuls aus, das folgende AV-Intervall unterliegt einer ventrikulären Kontrolle, d. h., nur bei Bedarf wird sequentiell der Ventrikel stimuliert (2. und 5. Erregung in *Abb. 12*). Da *keine Vorhof-Demand-Funktion* vorliegt, Vorhoferregungen also nicht erkannt werden, können durch den Schrittmacher nach entsprechendem Grundintervall (g im Beispiel DVI in *Abb. 12*) auch frustrane Vorhofstimuli abgegeben werden (letzte Erregung in Beispiel DVI, *Abb. 12*), wenn das Vorhofereignis innerhalb des RP-Intervalls des Geräts liegt (= durchgezogener Teil der Linie g, Abschnitt R−P).

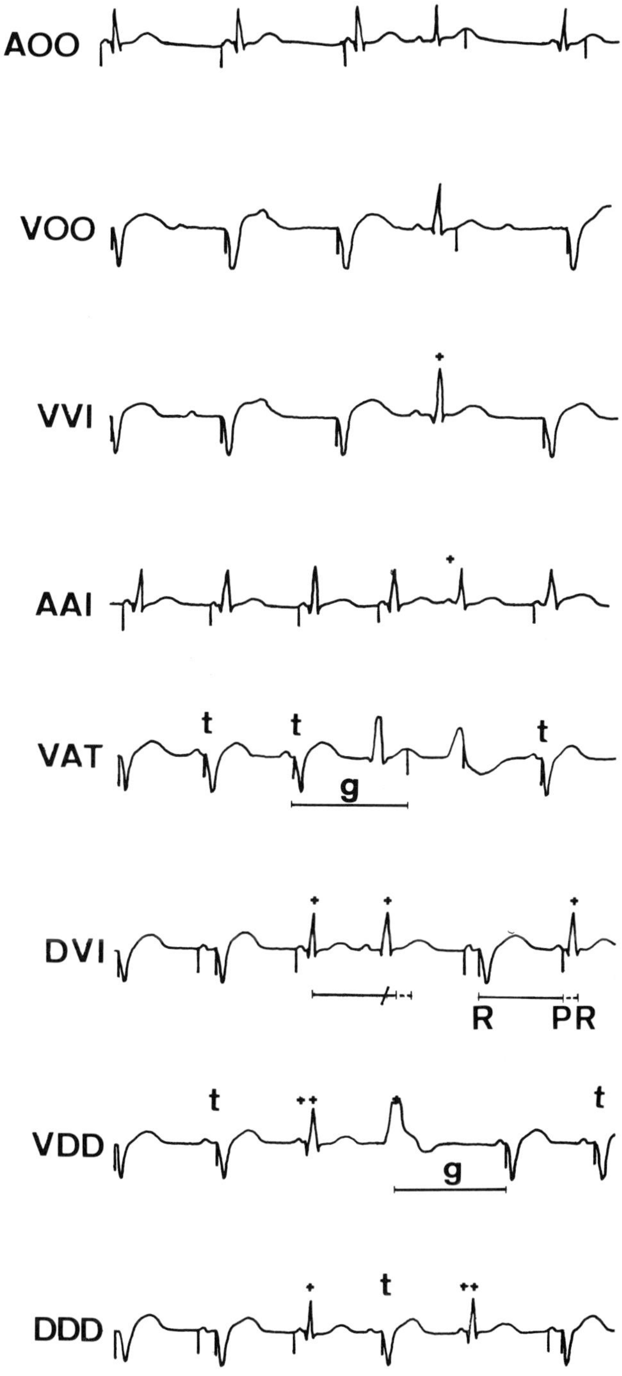

Abbildung 12:
Funktionsweisen ver-
schiedener Schrittma-
chersysteme.
+ = vom Schrittma-
cher wahrgenommene
Eigenaktion (Vorhof
oder Ventrikel), welche
zur Impulsunterdrük-
kung (Inhibierung) ge-
führt hat.
t = gesteuerte (»getrig-
gerte«) Impulsabgabe
im Ventrikel aufgrund
einer im Vorhof er-
kannten Eigenaktion.
g = Basisintervall, ent-
sprechend Schrittma-
chergrundrhythmus
(zum Beispiel 860
msec bei Frequenz
von 70 pro min).
RPR = Basisintervall
bei DVI-Stimulation.
Meßbeginn ist jeweils
QRS-Beginn oder Ven-
trikelstimulus. PR ent-
spricht dem vorgegebe-
nen AV-Sequenz-Inter-
vall (weitere Erläute-
rungen: siehe Text)

5.6.1.7. **VDD:** Bei diesem Gerät geschieht die Impulswahrnehmung im Vorhof und im Ventrikel. Die Stimulation geschieht *nur* im Ventrikel. Eine Steuerung der Ventrikelimpulse erfolgt über den im Vorhof erkannten Impuls. Da aber auch ventrikuläre Ereignisse (Extrasystolen) erkannt und gesteuert werden, sind die Nachteile einer VAT-Stimulation bei diesem Gerät ausgeschaltet. (Zur Codierung: V = ventrikelstimulierend, D = Steuerung in Vorhof und Kammer, D = Inhibierung und gesteuerte Impulsabgabe.)

5.6.1.8. **DDD:** Dieses System enthält alle Funktionsweisen der oben beschriebenen Schrittmacher: *Vorhof- und Ventrikelstimulation, Inhibierung* der Impulsabgabe *in beiden Herzhöhlen, AV-Folgestimulation* bei Bedarf oder *vorhofgesteuerte Ventrikelstimulation.*

5.6.1.9. **M:** Multiprogrammierbarkeit bedeutet für die Beurteilung des EKG vor allem Aussagen zur *Grundfrequenz,* der vorgegebenen *AV-Intervalle* und bei einigen Modellen auch der *Funktionsweise.* Moderne Zweikammersysteme können in der Regel auf VVI-Funktionsweise zurückgeschaltet werden. DDD-Schrittmacher, die verschiedene Arbeitsweisen enthalten, können entsprechend variiert werden. *Eine Beurteilung des Schrittmacher-EKG ist nur in Kenntnis der vorgesehenen Funktionweise möglich.*

EKG-Beispiel Nr. 62:

65jährige Frau, Schrittmacherimplantation wegen bradykarder Herz-insuffizienz. Vor Implantation des Schrittmachers Bradyarrhythmia absoluta bei Vorhofflimmern. Registrierung mit 25 mm pro sec.

Meßwerte:

P-Wellen nicht nachweisbar, Flimmerwellen? R-Amplitude in Abl. I 0,9 mV, in Abl. II 0,6 mV, in Abl. III 0,0 mV, QRS-Dauer 0,10 sec (gemessen in Abl. V_1), daneben andere QRS-Komplexe (1., 2., 3., 4., 8., 9.): R'-Amplitude 1,5 mV in Abl. I, 0,8 mV in Abl. II, 0,0 mV in Abl. III, QRS'-Dauer 0,12 sec. Vorausgehend Schrittmacherimpuls. Besonderheiten der QRS-Form: linksschenkelblockartige Deformierung der schrittmacherinduzierten QRS-Komplexe, Diskordanz der Kammerendteile, ST-Strecke isoelektrisch, T-Welle in II, III diskordant, U-Welle nicht vorhanden, QT-Dauer 0,32 sec (annähernd frequenzentsprechend), RR-Abstand 0,70 sec bis 0,86 sec, entsprechend Frequenz 70 bis 86 pro min. Schrittmacherinduzierte Frequenz konstant 70 pro Minute.

Besonderheiten:

Wechsel zwischen Eigenrhythmus und Schrittmacherrhythmus.

Quiz-Frage zum Thema:
a) Welcher Schrittmachertyp wurde verwendet?
b) Ist die Schrittmacherfunktion einwandfrei?

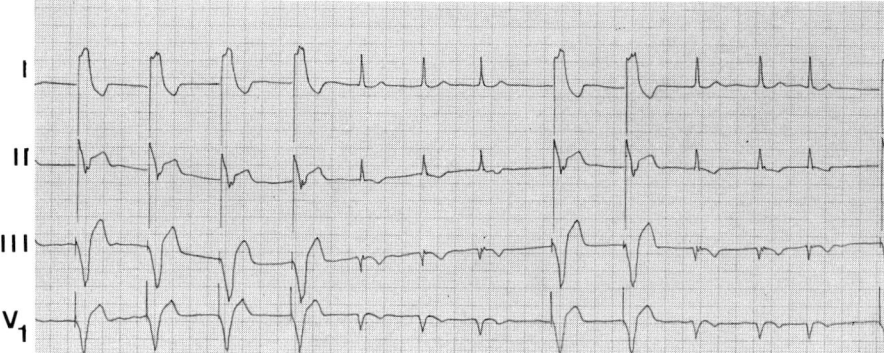

EKG-Beispiel Nr. 62

EKG-Beispiel Nr. 63:

58jähriger, leistungsfähiger Mann. Schrittmacherimplantation wegen *Adams-Stokes*-Anfällen bei intermittierender SA-Blockierung. Registrierung des EKG zum Teil mit Auflage eines Permanentmagneten über dem Schrittmacheraggregat.

> *Quiz-Frage zum Thema:*
> a) Welcher Schrittmachertyp wurde verwendet? b) Ist die Funktion regelrecht? c) Worauf ist der Rhythmuswechsel zurückzuführen? d) Welche Besonderheiten bietet das EKG außerdem?

Meßwerte:
P-Wellen nachweisbar, sie verschmelzen zum Teil mit Schrittmacherspikes, P-Wellenamplitude etwa 0,1 mV (Abl. I, II), Dauer (Abl. II) etwa 0,08 sec, PQ-Zeit 0,16 bis 0,20 sec, R-Amplituden: keine Registrierung der Extremitäten-Ableitung, QRS-Dauer, gemessen in Abl. V_1 0,10 sec. Besonderheiten der QRS-Form: keine. ST-Strecke aszendierend, T-Welle konkordant, U-Welle nicht vorhanden, RR-Intervall 0,620 bis 1,20 sec, entsprechend Frequenz 50 bis 95, QT-Dauer 0,44 (frequenzentsprechend bei 50 pro min, verlängert bei Frequenz 95 pro Minute).

EKG-Beispiel Nr. 64:

Gleicher Patient wie in Beispiel 63, AAI-Schrittmacher mit Verdacht auf Funktionsstörung nach Umprogrammierung. EKG-Registrierung unter Magnetauflage.

Meßwerte:
P-Wellen vorhanden, die 2., 3. und 5. P-Welle im Anschluß an Schrittmacherimpuls, die 1. und 4. P-Welle ohne Stimulation, der 1., 3., 5., 6., 8. Schrittmacherimpuls unbeantwortet. P-Wellenamplitude etwa 0,1 mV (Abl. II und III), Dauer 0,10 sec, PQ-Zeit mit und ohne Vorhof-

Magnetauflage

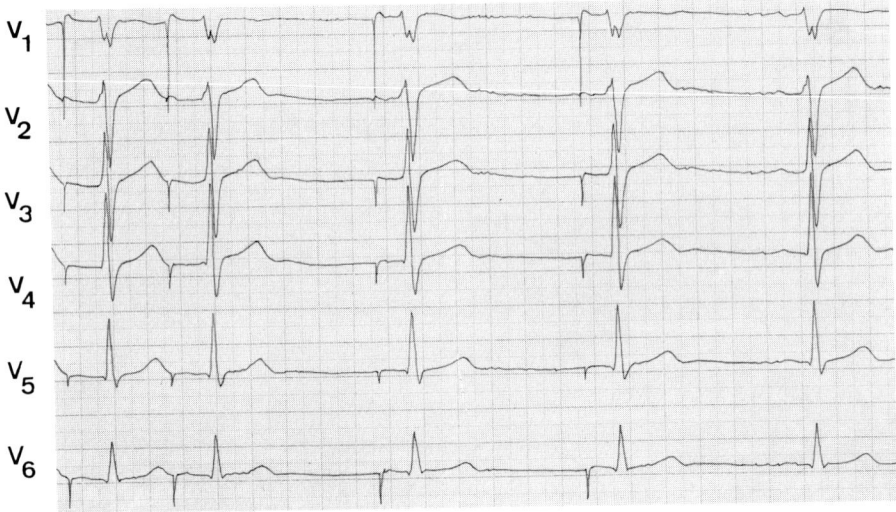

EKG-Beispiel Nr. 63

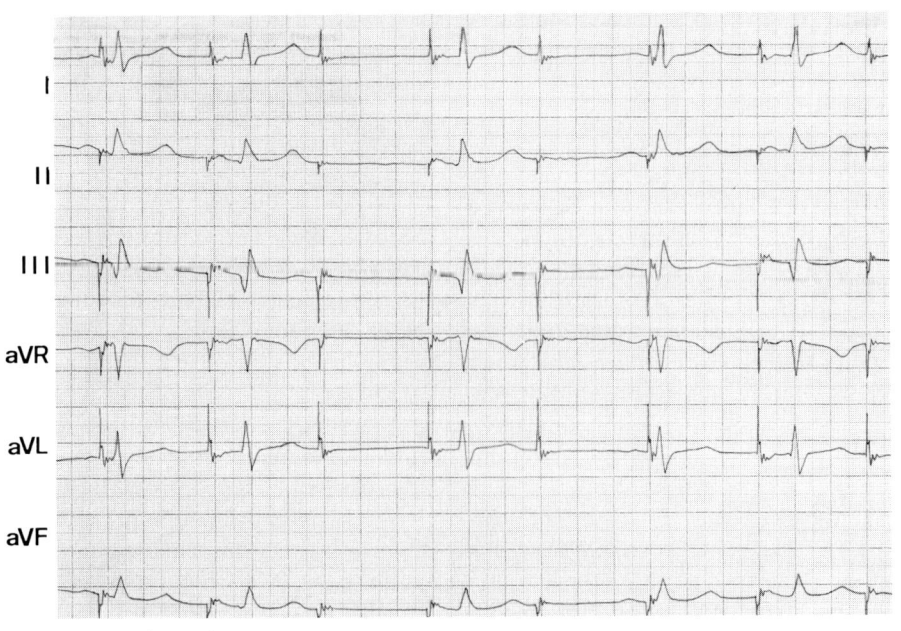

EKG-Beispiel Nr. 64

stimulation konstant 0,16 sec, R-Amplitude in Abl. I 0,8 mV, in Abl. II 0,6 mV , in Abl. III 0,7 mV, QRS-Dauer (gemessen in Ableitung II) 0,10 sec, Besonderheiten der QRS-Form: S_I-Q_{III}-Typ, ST-Strecke aszendierend, T-Welle konkordant, U-Welle nicht vorhanden. QT-Dauer 0,38 sec (frequenzentsprechend), RR-Abstand: 0,70 bis 1,20 sec, entsprechend einer Frequenz von 50 bis 85 pro Minute.

Besonderheiten:
Frequenzwechsel vom Erfolg der Vorhofstimulation abhängig.

Quiz-Frage zum Thema:
Welche Störung vermuten Sie?

EKG-Beispiel Nr. 65:

72jähriger Mann, Sinusknoten- und AV-Knotenfunktionsstörung, koronare Herzkrankheit. Zustand nach Implantation eines vollautomatischen (DDD) Schrittmachers. Verdacht auf Funktionsstörung des Schrittmachersystems.

Meßwerte:
P-Wellen vorhanden, zum Teil im Anschluß an Schrittmacherspike (4, 6, 7), P-Wellenamplitude etwa 0,1 mV, Dauer 0,08 sec, PQ-Zeiten: spontan (2.) 0,22 sec. Nach Vorhofstimulation sequentielle Kammerstimulation nach 0,18 sec, Lagetypenbestimmung aus Brustwandableitungen nicht möglich, QRS-Dauer spontan: 0,08 sec (2.), stimuliert: 0,14 sec (3, 4, 5, 6, 8), Besonderheiten: 7. Schlag offenbar Verschmelzung von spontaner und schrittmacherinduzierter Aktion, ST und T spontan: unauffällig, stimuliert: linksschenkelblockartig deformiert. U-Welle nicht vorhanden, QT-Dauer spontan: 0,38 sec, entsprechend einer Frequenz von etwa 65 pro Minute, RR-Intervalle 450 bis 860 msec, entsprechend Frequenz 70 bis 130 pro Minute.

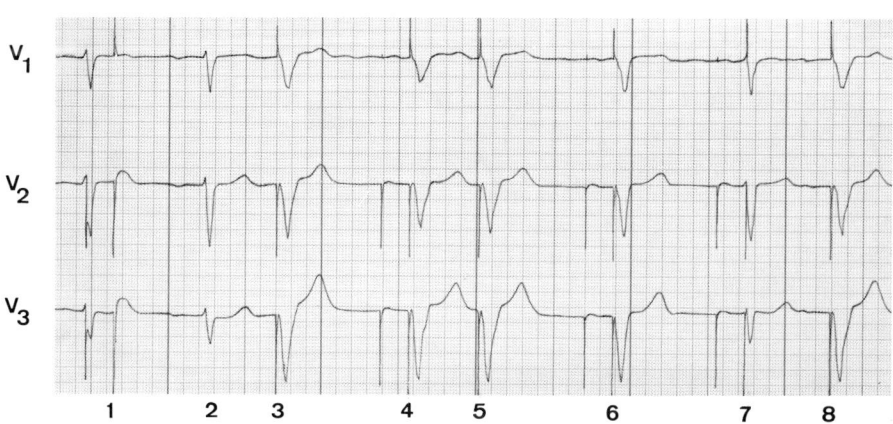

EKG-Beispiel Nr. 65

Besonderheiten:
Atriale und ventrikuläre Stimulation, starke Arrhythmie.

Quiz-Frage zum Thema:
Arbeitet das DDD-Schrittmachersystem regelrecht? Versuchen Sie eine Interpretation.

5.7. EKG im Kindesalter

Das kindliche EKG ist außerordentlich variabel. Die Unterschiede zum Erwachsenenalter sind um so ausgeprägter, je jünger das Kind. Die physiologische Entwicklung des Herzens bestimmt die Veränderungen des EKG. Da bei der Geburt der rechte Ventrikel noch in seiner Muskelmasse dem linken gleich ist, resultiert sowohl eine »relative (physiologische) Rechtshypertrophie« mit Drehung des QRS-Vektors nach rechts, Verschiebung der R/S-Relation zugunsten der rechten Kammer und Rotation der elektrischen Herzachse. Die *Abbildungen 13* und *14* deuten diese Entwicklung an: Im Neugeborenenalter wird in den Extremitätenableitungen ein ausgeprägter *Rechtstyp* gefunden (Winkel α meist über 120 Grad). Im Kindesalter bewegt sich der *Lagetyp um 90 Grad* (Steiltyp), erreicht im jüngeren Erwachsenenalter meist *mitteltypische* und in höherem Alter überwiegend *linkstypische Lagen*. Individuell kann der Lagetyp stark schwanken, insbesondere in Abhängigkeit vom Körperbau (anatomische Lage des Herzens). Wesentliche Abweichungen sind verdächtig auf pathologische Ursachen.

In den *Brustwandableitungen* wird die physiologische Rechtshypertrophie besonders deutlich *(Abb. 14)*. Während im Neugeborenenalter die *R-Zacken rechtspräcordial* dominieren und bis zum Erwachsenenalter zugunsten von S-Zacken abnehmen, verhalten sich die linkspräcordialen Ableitungen umgekehrt.

Auch die Kammerendteile zeigen einen charakteristischen Verlauf: ST und T können deutlich von der Isoelektrischen abweichen. Positive T-Wellen sind in V_1 bei Geburt physiologisch, ebenso negative T-Wellen in V_6. Nach drei bis vier Tagen findet eine *Inversion* statt. Positive T-Wellen rechtspräcordial und negative T-Wellen linkspräcordial sind dann *pathologisch*. Im übrigen aber sind die Kammerendteile *stark variabel* (die *Abbildung 13* kann daher die Entwicklung nur schematisch andeuten).

Hohe Amplituden entsprechen im Kindesalter dem geringen Thoraxdurchmesser und den günstigen Ableitungsbedingungen und sind daher physiologisch (keinesfalls als Hypertrophiekriterium zu verwerten).

5.7.1. **Charakteristika der einzelnen Altersstufen:**

5.7.1.1. Neugeborenenalter (bis zur 4. Lebenswoche): Rechtstyp, Winkel α +120 bis +180 Grad, tiefe S-Zacken in I, aVL, $V_{5,6}$, hohe R-Zacken in III (aVR), V_1, V_2, eventuell auch V_{r3}. Negative, diphasische oder isoelektrische T-Wellen linkspräcordial häufiger als rechts. Nach zwei Wochen soll der R/S-Quotient in V_6 über 1 liegen.

5.7.1.2. Im Säuglingsalter bildet sich die physiologische Rechtshyper-

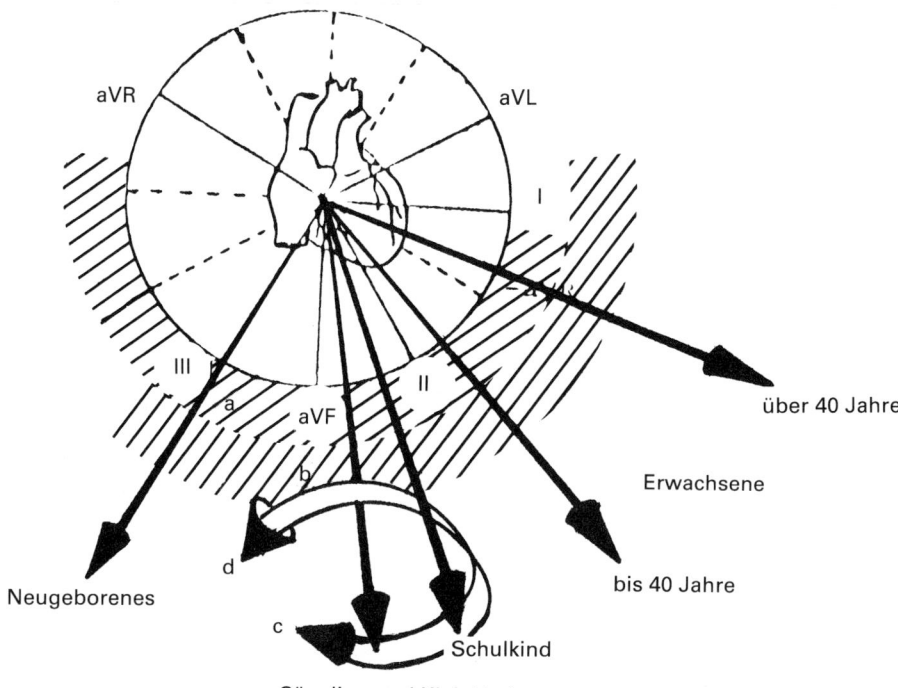

aVR

aVL

I

über 40 Jahre

Erwachsene

III

aVF

II

bis 40 Jahre

Neugeborenes

Schulkind

Säugling und Kleinkind

Abbildung 13: Entwicklung der elektrischen Herzachse (QRS-Vektor) in den Extremitätenableitungen. Die Pfeile deuten die erwartete Drehung des Vektors in den einzelnen Altersstufen an, die schraffierten Flächen die große Variationsbreite beim Neugeborenen (a) und beim Säugling (b). Die angedeutete Rotation (= S_I-Q_{III}-Typ) der elektrischen Herzachse im Kleinkindesalter (c) bildet sich im Schulalter wieder zurück (α).

trophie zurück, sie ist nach drei Monaten nicht mehr vorhanden. Auch negative T-Wellen sind linkspräcordial jenseits der Neugeborenenphase (also ab dem Säuglingsalter) *eindeutig abnorm*.

5.7.1.3. Im Kleinkindesalter dreht sich die elektrische Herzachse, so daß es neben einer weiteren Lageänderung nach links (Rechts- bis Steiltyp) oft auch zu S_I–Q_{III}-Typen kommt. Die T-Wellen sind rechtspräcordial (meist) negativ, linkspräcordial positiv. Bei Drei- bis Fünf-

jährigen kommt es (bei verzögertem Längenwachstum) in knapp 20% zum Auftreten linkstypischer EKGs.

5.7.1.4. Beim Schulkind verliert sich oft die Rotation der Herzachse, der Lagetyp wird meist steiltypisch. Rechtspräcordial (V_1) soll S größer als R werden.

5.7.2. Weitere Eigenarten des kindlichen EKG sind als Folge starker vegetativer Schwankungen aufzufassen. Vor allem Rhythmusanomalien werden häufig gefunden. Tachykardien mit den Zeichen der

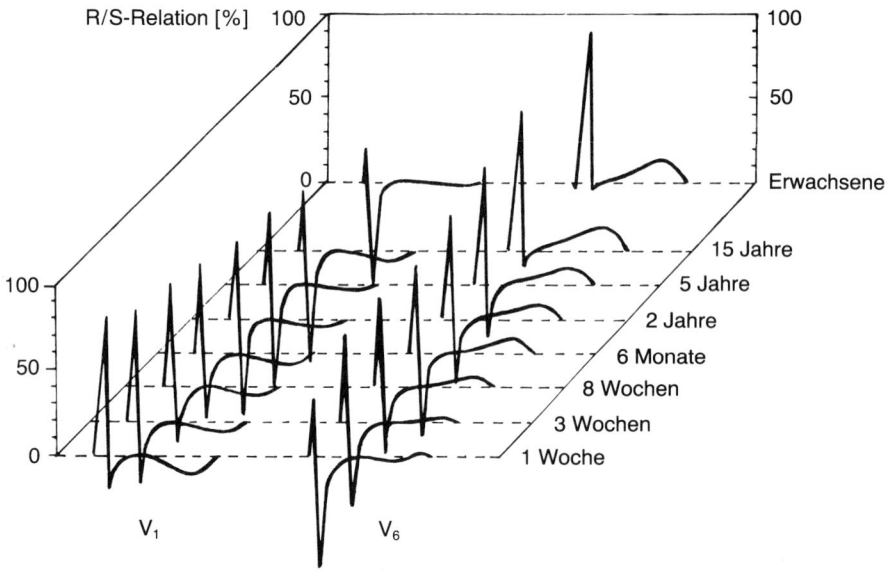

Abbildung 14: Siehe Text

Sympathikotonie, respiratorische Arrhythmien, wandernde Schrittmacherzentren mit Koronarsinus- und Knotenrhythmen, auch Extrasystolen ventrikulären und supraventrikulären Ursprungs sind häufig und nicht obligat pathologisch.

Vegetative Schwankungen verändern häufig auch die Form von P (sympathikotones P) und T.

Da die genannten formalen Änderungen sämtlich auch pathologischer (entzündlicher) Genese sein können, ist ihre Deutung besonders verantwortungsvoll.

EKG-Beispiel Nr. 66:

Neugeborenes am ersten Lebenstag.

Meßwerte:
P-Welle vorhanden, P-Wellenam-plitude in Abl. II 0,2 mV, Dauer (Abl. II) 0,06 sec, P-Wellenform unauffällig (?), PQ-Zeit 0,10 sec, konstant, R-Amplitude in Abl. I 0,1 mV, in Abl. II 0,5 mV, in Abl. III 0,7 mV, QRS-Dauer 0,05 sec (gemessen in Ableitung V_1), ST-Verlauf deszendierend in V_1 bis V_3, T-Welle konkordant, auch in V_1, U-Welle nicht vorhanden, QT-Dauer 0,26 sec (frequenzentsprechend), RR-Abstand 0,42 sec, entsprechend einer Frequenz von 134 Schlägen pro Minute.

Besonderheiten:
Positives T in V_1.

Quiz-Frage zum Thema:
Normalbefund?

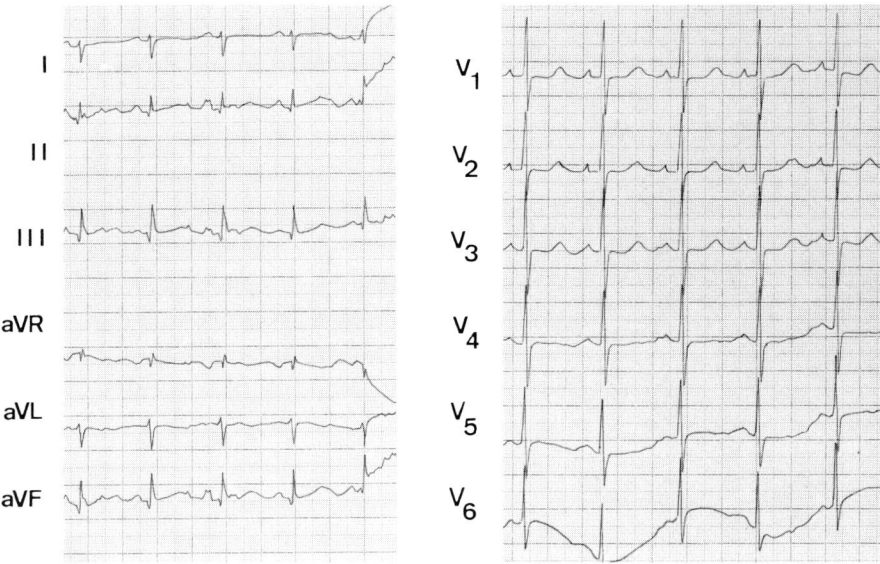

EKG-Beispiel Nr. 66

EKG-Beispiel Nr. 67:

14 Tage alter Junge, großes Herz.

Meßwerte:
P-Welle vorhanden, P-Wellenamplitude in Abl. II 0,5 mV, Dauer (Abl. II) 0,08 sec, P-Wellenform biatrial betont, PQ-Zeit 0,12 sec, konstant, R-Amplitude in Abl. I 0,8 mV, in Abl. II 1,4 mV, in Abl. III 2,0 mV, QRS-Dauer 0,08 sec (gemessen in Ableitung V_1, V_2), ST-Strecke gesenkt um maximal 0,2 mV in Ableitung V_1, V_2, ST-Verlauf dort deszendierend, T-Welle diskordant in V_1, V_2, U-Welle nicht vorhanden, QT-Dauer 0,22 sec (frequenzentsprechend), RR-Abstand 0,36 sec, entsprechend einer Frequenz von 170 Schlägen pro Minute.

Besonderheiten:
P-Welle! Sehr kleine S-Zacken nach 14 Tagen.

> *Quiz-Frage zum Thema:*
> Altersentsprechendes EKG?

EKG-Beispiel Nr. 68:

14 Tage altes Mädchen.

Meßwerte:
P-Welle vorhanden, P-Wellenamplitude in Abl. II 0,1 mV, Dauer (Abl. II) 0,06 sec, P-Wellenform unauffällig, PQ-Zeit 0,10 sec, konstant, R-Amplitude in Abl. I 0,1 mV, in Abl. II 0,2 mV, in Abl. III 0,3 mV, QRS-Dauer 0,06 sec (gemessen in

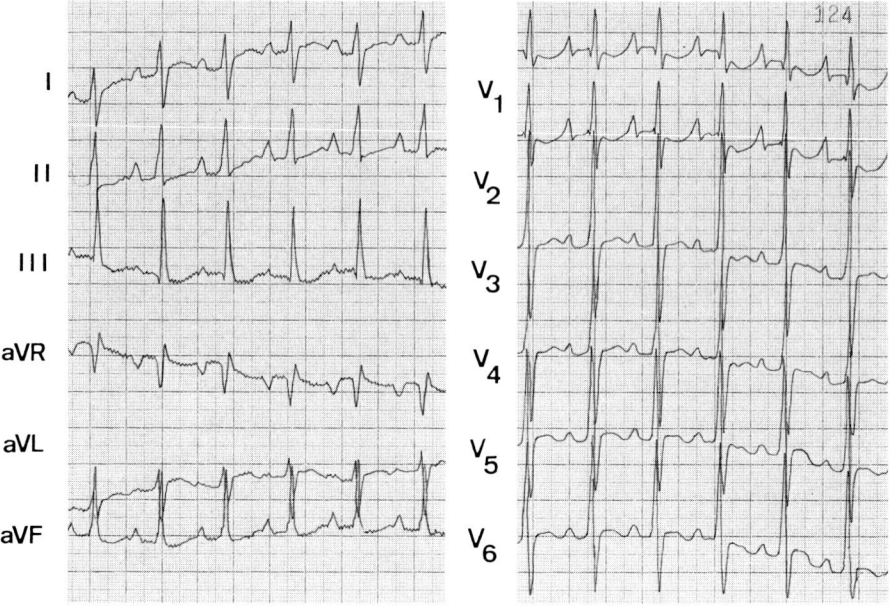

EKG-Beispiel Nr. 67

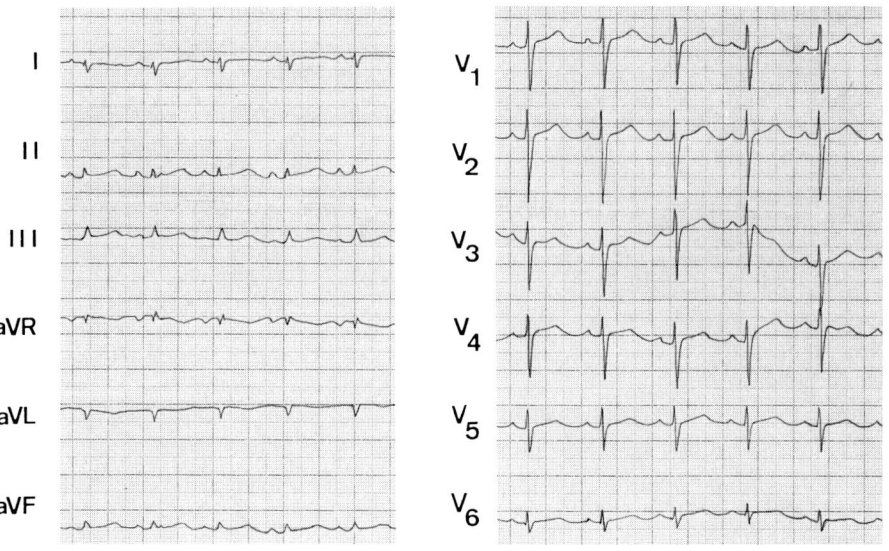

EKG-Beispiel Nr. 68

Ableitung V_1), Besonderheiten in der QRS-Form: fehlende R/S-Progression von V_1 bis V_6; R=S in V_6, ST-Verlauf aszendierend, T-Welle konkordant positiv in V_1, U-Welle vorhanden, QT-Dauer 0,25 sec (frequenzentsprechend), RR-Abstand 0,38 sec, entsprechend einer Frequenz von 155 Schlägen pro Minute.

Besonderheiten:
R/S-Quotient in V_1 bis V_6, pos. T in V_1. Niedervoltage peripher.

Quiz-Frage zum Thema:
Altersentsprechendes EKG?

EKG-Beispiel Nr. 69:

4jähriger Junge, klinisch Verdacht auf Pulmonalstenose (Systolikum).

Meßwerte:
P-Welle vorhanden, P-Wellenamplitude in Abl. II 0,1 mV, Dauer (Abl. II) 0,08 sec, P-Wellenform unauffällig, PQ-Zeit 0,12 sec, konstant, R-Amplitude in Abl. I 1,3 mV, in Abl. II 0,9 mV, in Abl. III, 0,3 mV, QRS-Dauer 0,08 sec (gemessen in Ableitung V_1, V_2), Besonderheiten in der QRS-Form: Aufsplitterung von R in V_1 (Rr'), ST-Verlauf deszendierend in V_1 bis V_3, T-Welle angedeutet positiv in V_1, V_2, U-Welle nicht vorhanden, QT-Dauer 0,26 sec (frequenzentsprechend), RR-Abstand 0,45 sec, entsprechend einer Frequenz von 135 Schlägen pro Minute.

Quiz-Frage zum Thema:
Welche Auffälligkeit finden Sie?

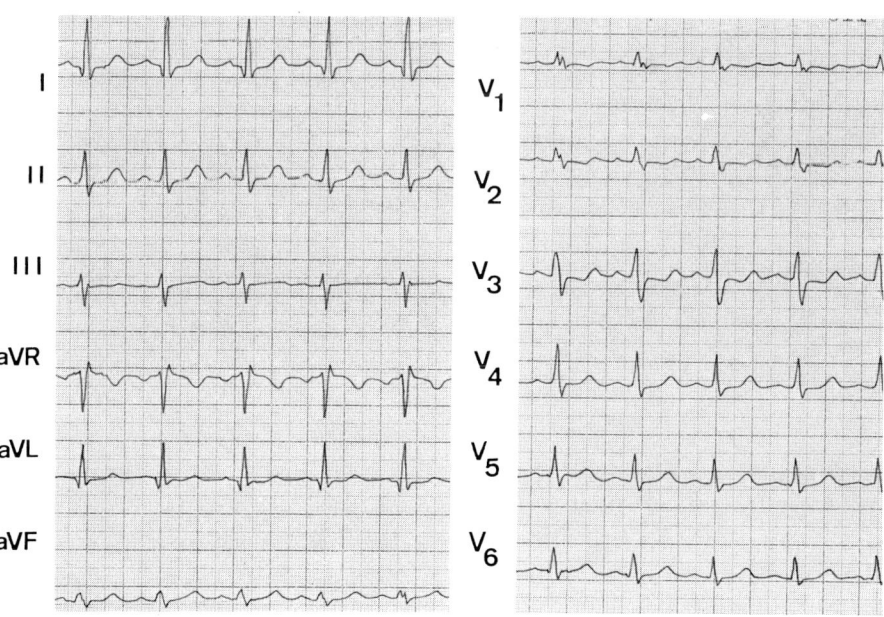

EKG-Beispiel Nr. 69

EKG-Beispiel Nr. 70:

14jähriges Mädchen, akute Glomerulonephritis.

Meßwerte:
P-Welle vorhanden, P-Wellenamplitude in Abl. II 0,1 mV, Dauer (Abl. II) 0,08 sec, P-Wellenform unauffällig, PQ-Zeit 0,14 sec, konstant, R-Amplitude in Abl. I 1,0 mV, in Abl. II 0,7 mV, in Abl. III 0,1 mV, QRS-Dauer 0,08 sec (gemessen in Ableitung V_1), Besonderheiten in der QRS-Form: keine, ST-Verlauf aszendierend, T-Welle konkordant in V_1, V_2 negativ, U-Welle vorhanden (V_2 bis V_5), QT-Dauer 0,44 sec (frequenzentsprechend wäre 0,40 noch zulässig), RR-Abstand 0,10 sec, entsprechend einer Frequenz von 60 Schlägen pro Minute.

Besonderheiten:
QT-Verlängerung.

Quiz-Frage zum Thema:
Welche Auffälligkeiten finden Sie? Welche davon sind a) altersphysiologisch, b) nicht physiologisch, c) welche Veränderungen finden Sie darüber hinaus?

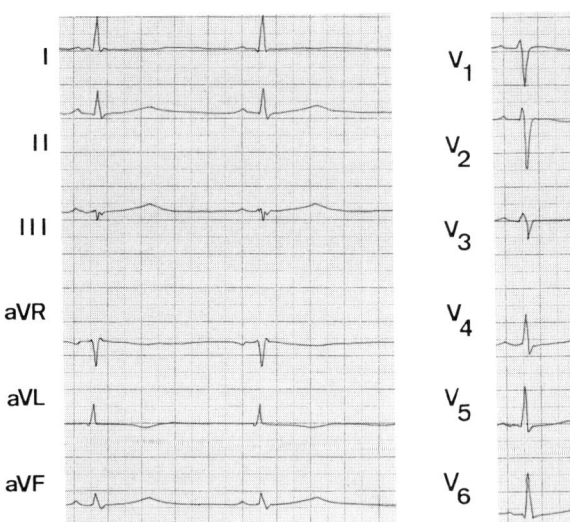
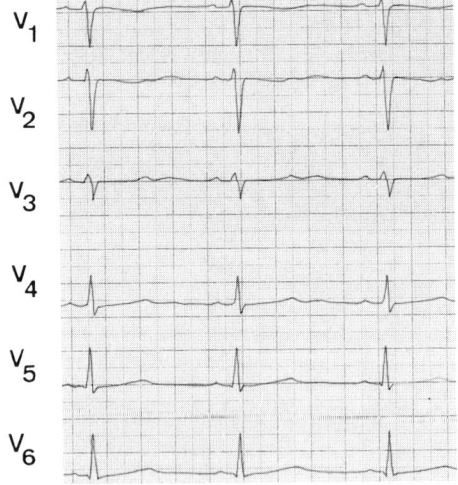

EKG-Beispiel Nr. 70

5.8. Vegetative Beeinflussung des EKG

Neurovegetative Einflüsse wirken entweder unmittelbar über die vegetative Innervation des Herzens oder humoral über frei zirkulierende Katecholamine, Adrenalin und Noradrenalin. Im wesentlichen wird dadurch die Herzfrequenz beeinflußt (über Katecholamine auch die Kontraktionskraft des Herzens). Gesteigerter Tonus des Sympathikus oder des Parasympathikus bewirkt im typischen Fall aber auch formale Veränderungen des Stromkurvenverlaufs. Schnelle Wechsel des vegetativen Tonus, wie sie dem kindlichen und jugendlichen Alter entsprechen, können neben raschem Frequenzwechsel (zum Beispiel respiratorische Arrhythmie) auch plötzliche Änderungen von P, PQ, (QRS), ST, T und U hervorrufen.

5.8.1. **EKG bei Sympathikotonie:** Der vermehrte adrenerge Antrieb bewirkt als hervorstechendstes Merkmal eine *Tachykardie*. Frequenzentsprechend wird *PQ verkürzt, ebenso QT*.

Formale Änderungen finden sich an P, ST und T:

P erscheint ähnlich dem p-dextrokardiale *hoch und spitz*, vorwiegend in Ableitung II, III und aVF. Als Ursache wird ein Wandern des Schrittmacherzentrums im Sinusknoten angenommen.

ST ist häufig *gesenkt mit ansteigendem Verlauf,* vor allem in den linksventrikulären Ableitungen II, III, aVF, V_5 und V_6. Als Erklärung wird eine relative Innenschichtischämie diskutiert. »Sympathikotone« EKGs werden konstitutionell, bei Aufregungen, Anstrengungen und bei Hyperthyreose gefunden.

5.8.2. **EKG bei Parasympathikotonie (Vagotonie):** Wichtigstes Merkmal bei Parasympathikotonie ist die *Bradykardie*. Frequenzentsprechend wird *PQ verlängert,* ebenso die *QT-Zeit*.

P kann *verbreitert und gekerbt* sein und erinnert an ein P-sinistrokardiale, ist aber flacher. Betroffen sind die Ableitungen von II, III und aVF.

ST und T sind besonders charakteristisch verändert: der ST-Abgang ist meist leicht angehoben, die *ST-Strecke* steigt zur *überhöhten und spitzen T-Welle* an. »Vagotone« EKGs findet man bei Sportlern, konstitutionell bedingt, bei Hirndruck, gelegentlich auch medikamentös induziert.

5.8.3. »**Vegetatives**« EKG: Nicht immer lassen sich bei vegetativen Abweichungen die EKG-Veränderungen eindeutig in Richtung einer Vagotonie oder Sympathikotonie einordnen. Hohe und spitze T-Wellen können auch bei sonst eindeutiger Sympathikotonie vorkommen. Auch die schnellen Wechsel des vegetativen Tonus bei vegetativer Instabilität erschwert eine eindeutige Zuordnung.

Die Ähnlichkeit der Phänomene mit zahlreichen – eindeutig pathologischen – EKG-Zeichen sollte wiederholte EKG-Registrierungen zu verschiedenen Tageszeiten und bei verschiedenen vegetativen Ausgangsbedingungen (Stehen, Essen) veranlassen.

5.8.4. **Provokationstests:**

5.8.4.1. **Vagusreiz:** Vagale Reize können durch Druck auf den Carotissinus Valsalva-Preßversuch oder durch Trinken von kaltem Wasser ausgelöst werden. Die Zeichen der Sympathikotonie sollten dann verschwinden (Cave: Asystolie-Gefahr bei Carotisdruck und Verdacht auf hypersensitiven Carotissinus!). Eine medikamentöse Sympathikolyse ist differentialdiagnostisch nur selten indiziert.

5.8.4.2. **Sympathikusreiz und Pa-**

rasympathikolyse: Der adäquate Sympathikusreiz beim Vagotonen ist die Belastung. Die Ergometerbelastung (siehe Kapitel 5.5.) ist zur Unterscheidung gegenüber pathologischen Veränderungen besonders geeignet. Medikamentös ist eine *Parasympathikolyse durch Atropin* leicht durchführbar.

EKG-Beispiel Nr. 71:

Junger Mann. EKG unter forcierter Atmung.

Meßwerte:
P-Welle vorhanden, P-Wellenamplitude in Abl. V_1 <0,1 mV, Dauer (Abl. V_1) 0,08 sec, P-Wellenform unauffällig. PQ-Zeit 0,14 sec, konstant, QRS-Dauer 0,10 (gemessen in Ableitung V_2 bis V_4), Besonderheiten in der QRS-Form: keine, ST-Verlauf aszendierend, T-Welle kon-

kordant, U-Welle nicht vorhanden, QT-Dauer 0,32 sec (frequenzentsprechend), RR-Abstand 0,52 sec bis 1,30 sec, entsprechend einer Frequenz von 45 bis 115 Schlägen pro Minute.

Besonderheiten:
Starker Frequenzwechsel.

> *Quiz-Frage zum Thema:*
> Welche Störung liegt vor? Differentialdiagnose?

EKG-Beispiel Nr. 72:

16jähriger Junge. Pulsunregelmäßigkeit als Zufallsbefund.

Meßwerte:
P-Welle vorhanden, P-Wellenamplitude in Abl. II 0,1 mV, Dauer

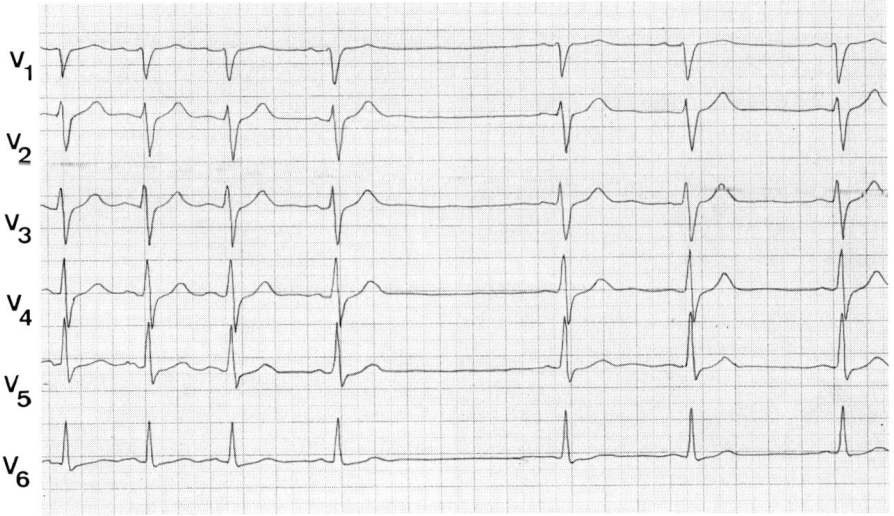

EKG-Beispiel Nr. 71

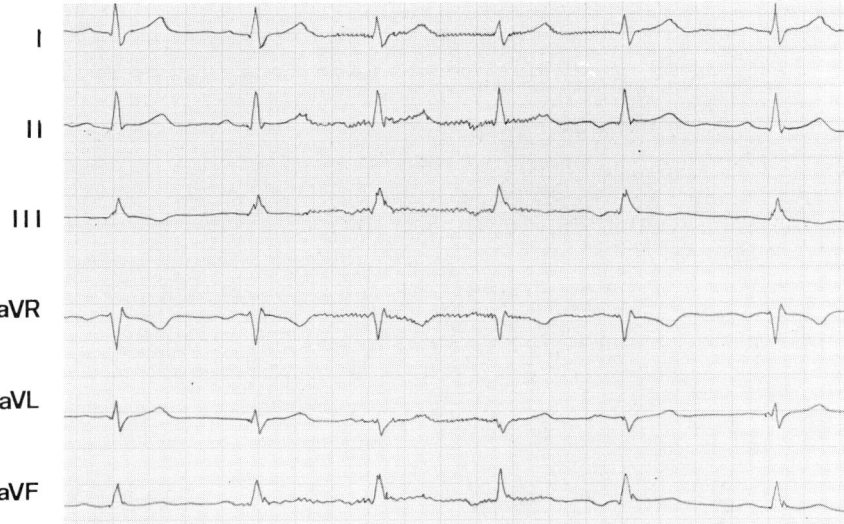

EKG-Beispiel Nr. 72

(Abl. II) 0,08 sec, P-Wellenform unauffällig, aber Formänderung im 3., 4. und 5. Schlag. PQ-Zeit 0,16 sec, konstant, R-Amplitude in Abl. I 0,9 mV (0,5 mV), in Abl. II 1,0 mV (0,9 mV), in Abl. III 0,5 mV (0,6 mV_1), QRS-Dauer 0,10 sec (gemessen in Ableitung III), Besonderheiten in der QRS-Form: QRS-Dauer mit 0,10 sec grenzwertig, ST-Verlauf aszendierend, T-Welle konkordant, U-Welle nicht vorhanden, QT-Dauer 0,36 sec (frequenzentsprechend), RR-Abstand 0,68 sec bis 0,78 sec, entsprechend einer Frequenz von 77 bis 88 Schlägen pro Minute.

Besonderheiten:
P-Wellenwechsel, Negativität in II, III aVF bei gleichbleibender PQ-Zeit. Zugehöriger QRS-Vektor geringfügig geändert.

> *Quiz-Frage zum Thema:*
> Wie erklären Sie den P-Wellenwechsel?

EKG-Beispiel Nr. 73:

68jährige Frau, synkopale Anfälle.

Meßwerte:
P-Welle vorhanden, P-Wellenamplitude in Abl. V_1 0,1 mV, Dauer (Abl. V_1) 0,08 sec, P-Wellenform linksbetont?, PQ-Zeit 0,14 sec, konstant, QRS-Dauer 0,08 sec (gemessen in Ableitung V_2), Besonderheiten in der QRS-Form: keine, ST-Verlauf deszendierend in V_2 bis V_6, T-Welle diskordant in V_2 bis V_6, U-Welle nicht vorhanden, QT-Dauer 0,30 sec (frequenzentsprechend),

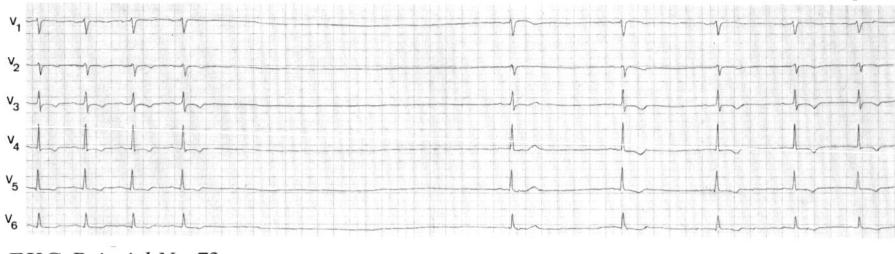

EKG-Beispiel Nr. 73

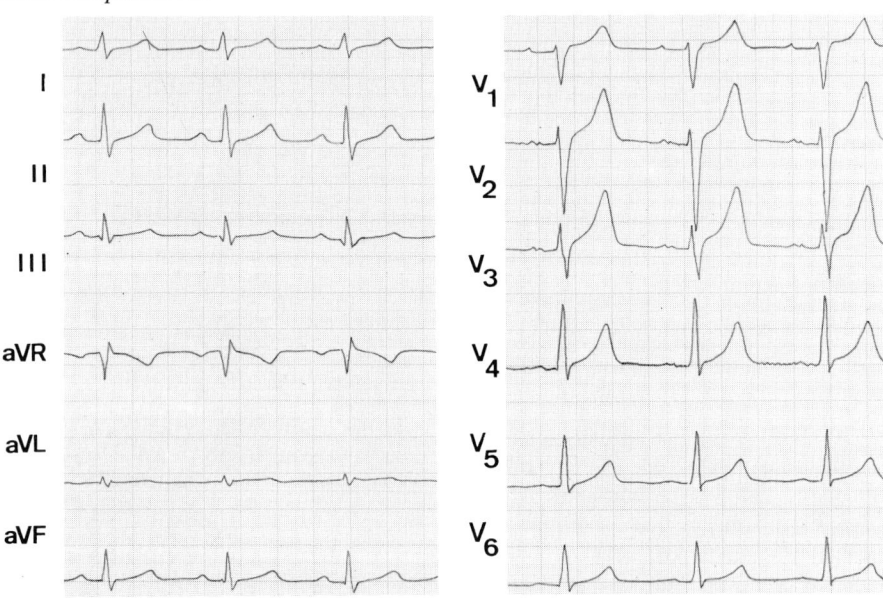

EKG-Beispiel Nr. 74

RR-Abstand 0,62 sec bis 4,0 sec, entsprechend einer Frequenz von 95 Schlägen pro Minute (nur 1. bis 4. Schlag beurteilt).

Besonderheiten:
Asystolie von 4 Sekunden Dauer, danach Bradykardie.

> *Quiz-Frage zum Thema:*
> Welcher Provokationstest wurde wahrscheinlich durchgeführt?

EKG-Beispiel Nr. 74:

22jähriger Mann. Neigt zum Schwitzen und zu Tachykardie.

Meßwerte:
P-Welle vorhanden, P-Wellenamplitude in Abl. II 0,15 mV, Dauer (Abl. II) 0,08 sec, P-Wellenform rechts betont?, PQ-Zeit 0,16 sec, konstant, R-Amplitude in Abl. I 0,5 mV, in Abl. II 1,0 mV, in Abl. III 0,5 mV, QRS-Dauer 0,08 (gemessen in Ableitung V_1), Besonderheiten in

der QRS-Form: keine, ST-Strecke angehoben in Ableitung V_1 bis V_4, ST-Verlauf dort aszendierend, T-Welle konkordant, hoch, spitz, U-Welle nicht vorhanden, QT-Dauer 0,35 sec (frequenzentsprechend), RR-Abstand 0,68 sec, entsprechend einer Frequenz von 88 Schlägen pro Minute.

Besonderheiten:

Sehr hohe und spitze T-Wellen in Brustwandableitungen mit etwas angehobenem ST-Abgang.

Quiz-Frage zum Thema:
Welche vegetative Beeinflussung des EKG vermuten Sie?

6. Klinisch wichtige EKG-Konstellationen

Es ist unmöglich, aus dem EKG allein eine Diagnose zu stellen. Andererseits gibt das EKG wichtige Informationen zur Diagnostik und zur Beurteilung des Schweregrades zahlreicher Erkrankungen. Insbesondere lassen die *Hypertrophieveränderungen* der vier Herzhöhlen *Rückschlüsse auf die Hämodynamik* zu.

6.1. Angeborene Herzfehler

6.1.1. Vorhofseptumdefekt: Die Druck- und Strömungsverhältnisse ergeben einen *Links-Rechts-Shunt auf Vorhofebene.* Die rechte Herzkammer wird mit dem rezirkulierenden Volumen zusätzlich belastet. Wichtigstes Kennzeichen des Vorhofseptumdefektes ist die Volumenbelastung und damit elektrokardiographisch die Zeichen der *Volumenhypertrophie der rechten Kammer* (vgl. 5.2.2. und *Tab. III).*

Führt die dauernde Hyperzirkulation der Lungen zu sekundären *Lungengefäßveränderungen,* so entwikkelt sich zusätzlich eine *rechtsventrikuläre Widerstandshypertrophie* mit Vergrößerung der R-Amplitude rechtspräkordial. Entwickelt sich also bei Vorhofseptumdefekt eine rechtsventrikuläre Widerstandshypertrophie, so besteht der Verdacht auf *pulmonale Hypertonie.*

Die beschriebenen Veränderungen können auch bei der hämodynamisch gleichwertigen (partiellen) *Lungenvenentransposition* entstehen.

Eine Sonderform des Vorhofseptumdefektes ist der *Septum-primum-Defekt,* bei welchem als Charakteristikum ein *überdrehter Linkstyp* auftritt. Dieser ist als faszikuläre Blokkierung (linksanteriorer Hemiblock) aufzufassen und entspricht der bis zum oberen Ventrikelseptum reichenden Mißbildung.

6.1.2. Ventrikelseptumdefekt: Für die hämodynamischen und damit elektrokardiographischen Konsequenzen ist die *Größe des Ventrikelseptumdefektes* entscheidend. Die Druckverhältnisse führen zu einem *Links-Rechts-Shunt auf Ventrikelebene.* Bei ausreichend großem Ventrikelseptumdefekt kommt es somit zur *Volumenbelastung der linken Kammer* (vgl. 5.2.2. und *Tab. II, Abb. 6).* Führt bei großem Ventrikelseptumdefekt die ständige pulmonale Hyperzirkulation zur *fixierten pulmonalen Hypertonie (Eisenmengerreaktion),* so entstehen auch bei Ventrikelseptumdefekt die EKG-Zeichen einer *rechtsventrikulären Widerstandshypertrophie.* Man findet dann im EKG die *Zeichen der Doppelhypertrophie* oder ausschließliche Zeichen einer rechtsventrikulären Widerstandshypertrophie.

6.1.3. Offener Ductus Botalli: Die Druck- und Widerstandsverhältnisse im großen und kleinen Kreislauf führen bei offen gebliebenem Ductus arteriosus *Botalli* zu vermehrter Zirkulation im Lungenkreislauf. Das rezirkulierende Blutvolumen bewirkt eine Volumenbelastung des linken

Herzens. *Linksventrikuläre Volumenhypertrophie* und Zeichen der *linksatrialen Belastung* sind daher die typischen Merkmale des offen gebliebenen Ductus *Botalli.* Auch hier kann die pulmonale Hyperzirkulation zu *sekundärer pulmonaler Hypertonie* mit Shunt-Umkehr und *zunehmender Druckbelastung des rechten Ventrikels* führen.

6.1.4. **Pulmonalstenose:** Bei der alleinigen Pulmonalstenose betrifft das Strömungshindernis allein den rechten Ventrikel, so daß es zur ausschließlichen *rechtsventrikulären Widerstandshypertrophie* (s. 5.2.2., *Tab. III, Abb. 6*) kommt.

6.1.5. **Komplexe angeborene Herzfehler** verursachen wegen der unterschiedlichen Ausprägung des Gesamtdefekts, unterschiedlicher Wertigkeit der Einzelkomponenten des Fehlers wesentlich *vielfältigere EKG-Erscheinungen.* Dennoch lassen sich einige charakteristische EKG-Konstellationen definieren:

6.1.5.1. *Fallotsche* **Tetralogie** (siehe EKG-Beispiel Nr. 47): Bei dieser Störung besteht in Kombination eine *Pulmonalstenose,* eine inkomplette rechtsventrikuläre Obstruktion der Ausflußbahn mit konsekutiver *rechtsventrikulärer Hypertrophie,* ein *Ventrikelseptumdefekt* mit *überreitender Aorta.* Die Mißbildung ist in der Schwere ihrer hämodynamischen Auswirkungen außerordentlich variabel.

Elektrokardiographisch dominieren die *Widerstandshypertrophiezeichen des rechten Herzens,* insbesondere ist auch die *Vorhofbelastung* typisch. Das Spektrum der Veränderungen kann von den Zeichen der *reinen Pulmonalstenose* alle Übergänge bis zum *Ventrikelseptumdefekt* zeigen.

6.1.5.2. **Truncus arteriosus communis:** Gemeinsames Kennzeichen der in vier Variationen beschriebenen Mißbildung ist ein *einziges aortopulmonales Rohr* über einem großen Ventrikelseptumdefekt. Vielfach sind andere kardiovaskuläre Fehlbildungen assoziiert. Druckgleichheit im rechten und linken Ventrikel führt zu vermehrter Rechtsherzbelastung und Rechtslagetyp, meist bestehen jedoch *biventrikuläre Hypertrophien.*

EKG-Beispiel Nr. 75:

36jährige Frau. Herzfehler seit Kindheit vermutet.

Meßwerte:

P-Welle vorhanden, P-Wellenamplitude in Abl. II 0,3 mV, Dauer (Abl. II V$_1$) 0,10 sec, P-Wellenform linksbetont (biatrial betont), PQ-Zeit 0,22 sec, konstant, R-Amplitude in Abl. I 0,5 mV, in Abl. II 1,6 mV, in Abl. III 2,3 mV, QRS-Dauer 0,11 sec (gemessen in Ableitung V$_1$), Besonderheiten in der QRS-Form rR' in (V$_1$), V$_2$, endgültige Negativitätsbewegung verspätet (0,04 sec in V$_1$), T-Welle diskordant V$_1$ bis V$_6$, U-Welle nicht vorhanden, QT-Dauer 0,40 sec (verlängert), RR-Abstand 0,76 sec, entsprechend einer Frequenz von 78 Schlägen pro Minute.

Besonderheiten:

Lagetyp, »Rechtsverspätung«,

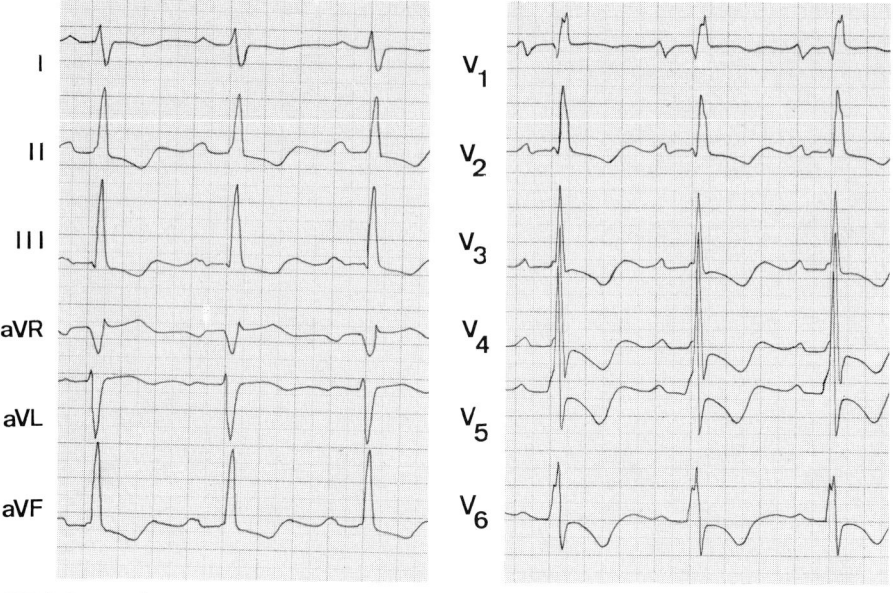

EKG-Beispiel Nr. 75

Diskordanz der Kammerendteile, p-dextro- und sinistrokardiale.

EKG-Beispiel Nr. 76:

24jährige Patientin. Vorhofseptumdefekt.

Meßwerte:
P-Welle vorhanden, P-Wellenamplitude in Abl. II 0,2 mV, Dauer (Abl. II) 0,08 sec, P-Wellenform un-auffällig, PQ-Zeit 0,18 sec, konstant, R-Amplitude in Abl. I 1,1 mV, in Abl. II 0,2 mV, in Abl. III 0,4 mV, QRS-Dauer 0,10 sec (gemessen in Ableitung V_1), Besonderheiten in der QRS-Form Rr' in V_1, ST-Verlauf aszendierend, T-Welle konkordant, U-Welle nicht vorhanden, QT-Dauer 0,32 sec (frequenzentsprechend), RR-Abstand 0,64 sec, entsprechend einer Frequenz von 94 Schlägen pro Minute.

Besonderheiten:
S-Zacken bis V_6.

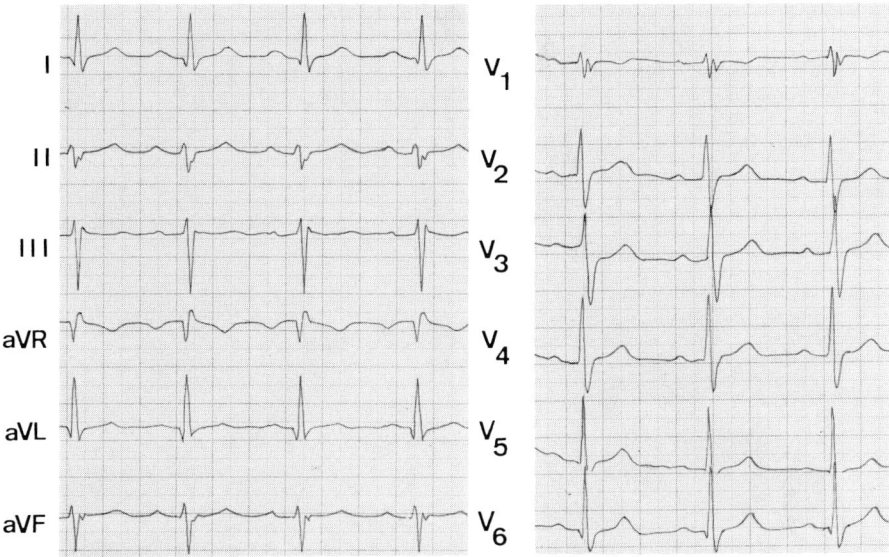

EKG-Beispiel Nr. 76

EKG-Beispiel Nr. 77:

25jährige Frau. Systolisch-diastolisches Maschinengeräusch.

Meßwerte:
P-Welle vorhanden, P-Wellenamplitude in Abl. II, V_1 0,3 mV, Dauer (Abl. II) 0,12 sec, P-Wellenform biatrial betont (?), PQ-Zeit 0,14 sec, konstant, R-Amplitude in Abl. I 0,9 mV, in Abl. II 0,8 mV, in Abl. III 0,5 mV, QRS-Dauer 0,10 sec (gemessen in Ableitung V_6), Besonderheiten in der QRS-Form: QRS-Verbreiterung, Q in V_6, hohe Amplituden und Verspätung der endgültigen Negativitätsbewegung, T-Welle diskordant in V_5, V_6, U-Welle nicht vorhanden, QT-Dauer 0,30 sec (frequenzentsprechend), RR-Abstand 0,52 sec, entsprechend einer Frequenz von 115 Schlägen pro Minute.

Quiz-Frage zum Thema:
Wie lautet Ihre Diagnose aufgrund des angegebenen Auskultationsbefundes und des vorliegenden EKG?

EKG-Beispiel Nr. 78:

16jähriger Junge. Lautes Systolikum über dem 2. ICR linksparasternal.

Meßwerte:
P-Welle vorhanden, P-Wellenamplitude in Abl. V_2 0,4 mV, Dauer (Abl. V_2) 0,06 sec, P-Wellenform rechtsbetont, PQ-Zeit 0,14 sec, kon-

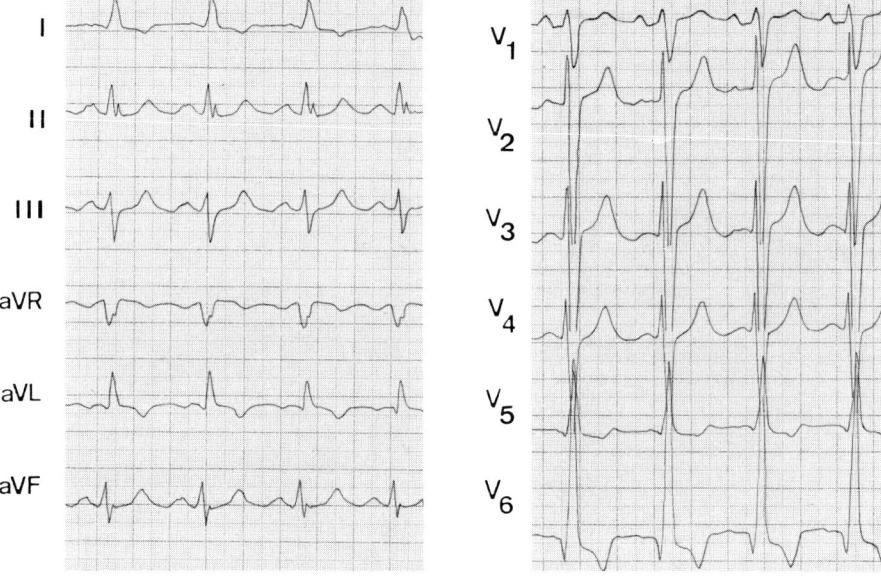

EKG-Beispiel Nr. 77

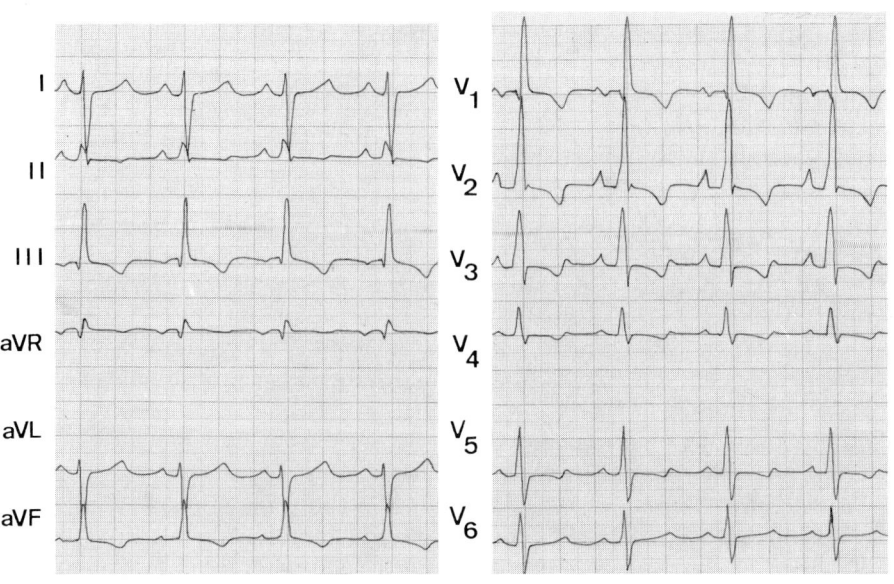

EKG-Beispiel Nr. 78

stant, R-Amplitude in Abl. I 0,6 mV, in Abl. II 0,5 mV, in Abl. III 1,7 mV, QRS-Dauer 0,08 sec (gemessen in Ableitung V_1), Besonderheiten in der QRS-Form: hohe R-Zacken rechtspräkordial; S-Zacken bis V_6, T-Welle diskordant V_1 bis V_5, U-Welle nicht vorhanden, QT-Dauer 0,32 sec (frequenzentsprechend), RR-Abstand 0,60 sec, entsprechend einer Frequenz von 100 Schlägen pro Minute.

Quiz-Frage zum Thema:
Wie lautet Ihre Diagnose aufgrund des angegebenen Auskultationsbefundes und des vorliegenden EKG?

6.2. Erworbene Herzfehler

Dauer und Schweregrad des Herzklappenfehlers – bei kombinierten Fehlern auch das *Überwiegen der einzelnen Komponenten* – bestimmen Art und Ausmaß der EKG-Veränderungen. *Klappeninsuffizienzen* bewirken *Volumenbelastung* der vor- und gegebenenfalls nachgeschalteten Herzabschnitte, *Klappenstenosen* führen zu *Widerstandshypertrophien.*

6.2.1. **Mitralstenose:** Das *Strömungshindernis* an der Mitralklappe belastet unmittelbar den *linken Vorhof,* wegen des geringen pulmonalen Gefäßwiderstandes aber auch frühzeitig den *rechten Ventrikel.* Bei Vorliegen einer Mitralstenose findet sich daher im typischen Fall eine linksatriale Hypertrophie *(P-sinistrocar-* *diale)* mit *Rechtshypertrophie (P-sinistrocardiale* siehe Kap. 5.2.1.1., Rechtshypertrophie siehe Kap. 5.2.2.2.). Der *Lagetyp* bei reiner Mitralstenose ist entsprechend der Rechtshypertrophie *nach rechts gerichtet.* Bei Mitralklappenfehlern ist eine *absolute Arrhythmie und Vorhofflimmern* besonders häufig, so daß dann die formale Beurteilung des Vorhofs in die Diagnose nicht einbezogen werden kann.

6.2.2. **Mitralklappeninsuffizienz:** Die schlußunfähige Mitralklappe führt zu systolischer Regurgitation von Ventrikelblut. Dadurch wird der *linke Vorhof und der linke Ventrikel* durch Pendelblut *volumenbelastet.* Kennzeichen der Mitralklappeninsuffizienz ist daher ein *P-sinistrocardiale* (5.2.1.1.) mit *linksventrikulärer Volumenhypertrophie* (5.2.2.1.). Auch bei Mitralklappeninsuffizienzen besteht häufig *Vorhofflimmern,* so daß ein P-sinistrocardiale nicht erkennbar wird.

6.2.3. **Kombinierte Mitralklappenvitien:** Hier bestimmt das *Überwiegen des Stenose- oder Insuffizienzanteils* das Ausmaß der *Hypertrophiezeichen.* Zum Teil können sich Links- und Rechtshypertrophiezeichen aufheben (Lagetyp), so daß die *formale Beurteilung* der links- und rechtspräcordialen Veränderungen für die Interpretation besonders bedeutsam wird (vgl. Kap. 5.2.2., *Abb. 6*).

6.2.4. **Aortenstenose:** Hier liegt ein *Strömungshindernis für den linken Ventrikel* vor, die Mehrbelastung des linken Ventrikels führt elektrokardiographisch zu den Zeichen der *linksventrikulären Wider-*

standshypertrophie (5.2.2.1., *Tab. II, Abb. 6*).

6.2.5. Aortenklappeninsuffizienz: Die Schlußunfähigkeit der Aortenklappe führt zur Regurgitation von Aortenblut, der linke Ventrikel wird davon *volumenbelastet*. Kompensatorisch folgt häufig eine *Tachykardie*.

6.2.6. Kombinierte Aortenklappenfehler zeigen in jedem Fall eine *Linkshypertrophie*. Das Überwiegen von Stenose oder Insuffizienz bestimmt das Ausmaß der *Widerstands- und Volumenbelastungszeichen* im EKG.

EKG-Beispiel Nr. 79:

55jährige Frau. Mitralstenose.

Meßwerte:
P-Welle vorhanden, P-Wellenamplitude in Abl. II 0,25 mV, Dauer (Abl. II) 0,12 sec, P-Wellenform linksbetont (II, V_1), PQ-Zeit 0,18 sec, konstant, R-Amplitude in Abl. I 0,6 mV, in Abl. II 1,9 mV, in Abl. III 1,4 mV, QRS-Dauer 0,08 sec (gemessen in Ableitung V_1, V_6), Besonderheiten in der QRS-Form: hohe R-Zacken in V_3 bis V_6, aber auch in V_1, T-Welle konkordant, U-Welle nicht vorhanden, QT-Dauer 0,38 sec (frequenzentsprechend), RR-Abstand 0,57 sec, entsprechend einer Frequenz von 105 Schlägen pro Minute.

> *Quiz-Frage zum Thema:*
> Welcher Befund paßt zur Mitralstenose, was finden Sie darüber hinaus?

EKG-Beispiel Nr. 80:

45jährige Frau, Mitralinsuffizienz, kardial kompensiert.

Meßwerte:
P-Welle vorhanden, P-Wellenamplitude in Abl. II 0,2 mV, Dauer (Abl. V_2) 0,14 sec, P-Wellenform linksbetont, PQ-Zeit 0,18 sec, konstant, R-Amplitude in Abl. I 0,3 mV, in Abl. II 0,8 mV, in Abl. III 0,6 mV, QRS-Dauer 0,08 sec (gemessen in Ableitung II, V_1), Besonderheiten in der QRS-Form: rr' in V_1, T-Welle konkordant, U-Welle nicht vorhanden, QT-Dauer 0,36 sec (frequenzentsprechend), RR-Abstand 0,90 sec, entsprechend einer Frequenz von 67 Schlägen pro Minute.

> *Quiz-Frage zum Thema:*
> Was spricht für Mitralinsuffizienz, was dagegen?

EKG-Beispiel Nr. 81:

62jähriger Mann, lautes Systolikum über dem 2. ICR rechtsparasternal mit Fortleitung in beide Carotiden.

Meßwerte:
P-Welle vorhanden, P-Wellenamplitude in Abl. II 0,2 mV, Dauer (Abl. V_1, II) 0,8 sec, P-Wellenform angedeutet linksbetont, PQ-Zeit 0,16 sec, konstant, R-Amplitude in Abl. I 2,9 mV, in Abl. II 0,8 mV, in Abl. III 0,1 mV, QRS-Dauer 0,08 sec (gemessen in Ableitung I, V_6),

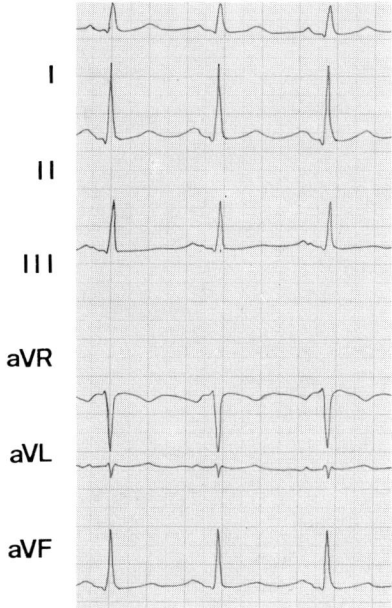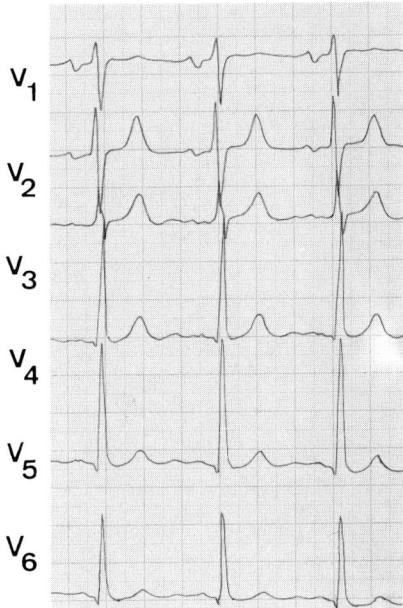

EKG-Beispiel Nr. 79

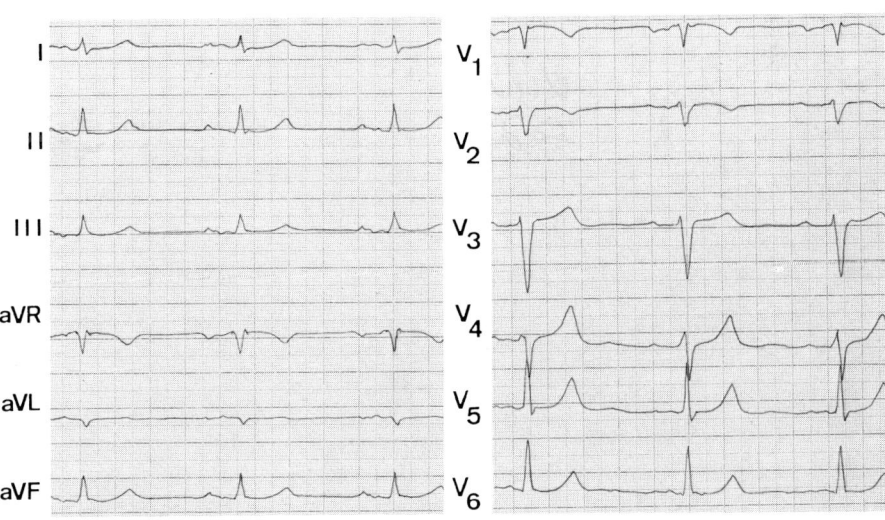

EKG-Beispiel Nr. 80

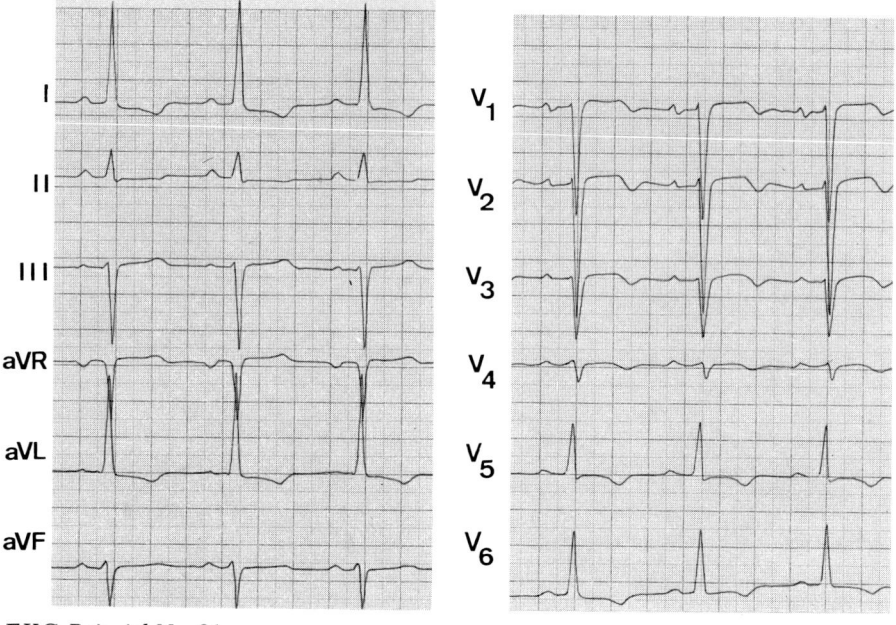

EKG-Beispiel Nr. 81

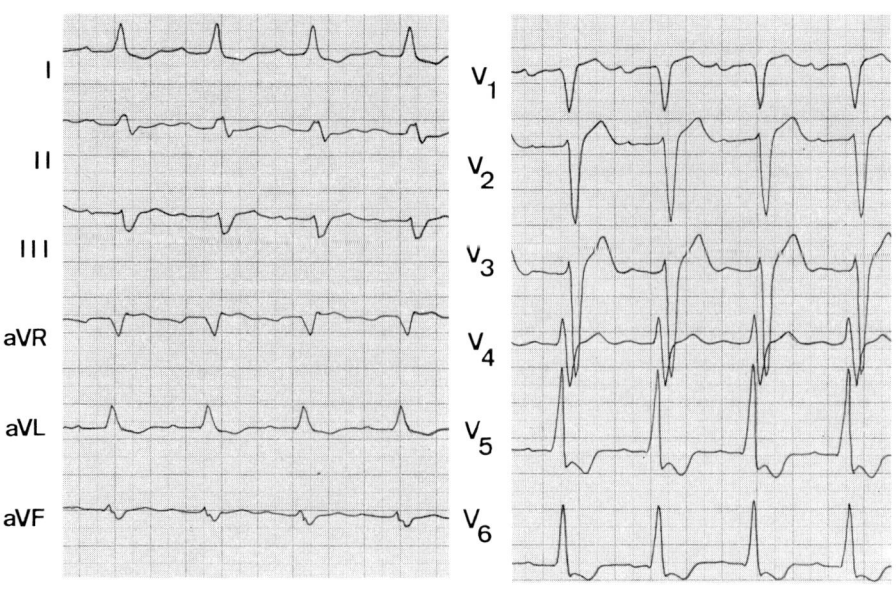

EKG-Beispiel Nr. 82

Besonderheiten in der QRS-Form: hohe, schlanke R-Zacken, tiefe S-Zacken in V_1 bis V_3 (*Sokolow*-Index 5,4 mV), T-Welle diskordant in I aVL, V_2 bis V_6, U-Welle nicht vorhanden, QT-Dauer 0,36 sec (frequenzentsprechend), RR-Abstand 0,70 sec, entsprechend einer Frequenz von 86 Schlägen pro Minute.

Quiz-Frage zum Thema:
Wie lautet Ihre Diagnose aufgrund des angegebenen Auskultationsbefundes und des vorliegenden EKG?

EKG-Beispiel Nr. 82:

29jähriger Mann, akute Endocarditis lenta.

Meßwerte:
P-Welle vorhanden, P-Wellenamplitude in Abl. II 0,1 mV, Dauer (Abl. V_1) 0,12 sec, P-Wellenform linksbetont, PQ-Zeit 0,24 sec, konstant, R-Amplitude in Abl. I 0,8 mV, in Abl. II 0,4 mV, in Abl. III 0,1 mV, QRS-Dauer 0,12 sec (gemessen in Ableitung I, V_6), Besonderheiten in der QRS-Form: inkompletter Linksschenkelblock, Verspätung der endgültigen Negativitätsbewegung, ST-Strecke gesenkt um maximal 0,3 mV in Ableitung V_5, V_6, T-Welle diskordant, U-Welle nicht vorhanden, QT-Dauer 0,26 sec (frequenzentsprechend), RR-Abstand

0,55 sec, entsprechend einer Frequenz von 110 Schlägen pro Minute.

Quiz-Frage zum Thema:
Um welchen Herzfehler könnte es sich handeln?

EKG-Beispiel Nr. 83:

48jährige Frau, 2-Klappenfehler, klinisch Stadium IV.

Meßwerte:
P-Welle nicht vorhanden, R-Amplitude in Abl. I 0,3 mV, in Abl. II 1,0 mV, in Abl. III 0,8 mV, QRS-Dauer 0,12 sec (gemessen in Ableitung I, V_6), Besonderheiten in der QRS-Form: hohe, breite R-Zacken, tiefe S-Zacken in V_1 bis V_4, ST-Verlauf deszendierend, T-Welle diskordant, U-Welle nicht vorhanden, QT-Dauer 0,32 sec (frequenzentsprechend), RR-Abstand 0,7 sec bis 1,0 sec, entsprechend einer Frequenz von 60 bis 85 Schlägen pro Minute, Besonderheiten: eine ventrikuläre Extrasystole.

Quiz-Frage zum Thema:
Welche Diagnose ist wahrscheinlicher:
a) Mitralstenose + Mitralinsuffizienz + Aortenstenose
b) Mitralinsuffizienz + Aortenstenose + Aorteninsuffizienz?

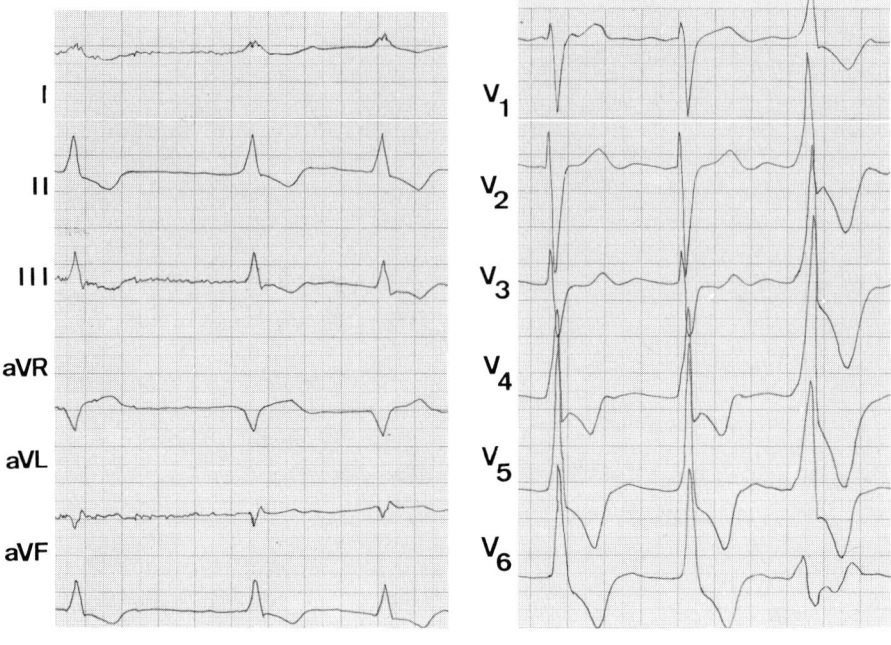

EKG-Beispiel Nr. 83

6.3. Kardiomyopathien

Bei der als Kardiomyopathie bezeichneten Gruppe nicht-ischämischer und nicht-entzündlicher Myokarderkrankungen findet man entsprechend unterschiedlicher Ätiologie, Lokalisation, Schwere und hämodynamischer Auswirkung sehr *unterschiedliche und keineswegs charakteristische EKG-Bilder.* Lediglich bei *hypertrophisch-obstruktiver Kardiomyopathie (HOCM)* finden sich infolge *Septumhypertrophie (Q-Zacken linkspräkordial)* und *Obstruktion der Ausflußbahn des linken Ventrikels (linksventrikuläre Widerstandshypertrophie)* einigermaßen

typische Elektrokardiogramme. Häufig sind groteske Deformierungen des gesamten EKG zu sehen. 90% der Patienten zeigen *Extrasystolen,* 30 bis 40% *Vorhofflimmern oder Vorhofflattern. Intraatriale* und *intraventrikuläre Leitungsstörungen* sind besonders häufig, ebenso oft treten auch *atrioventrikuläre Leitungsstörungen* oder *Verzögerungen im His-Purkinje-System* auf. Dementsprechend sind *Schenkelblöcke* und *faszikuläre Blöcke* (vgl. Kapitel 4.3.3) häufig.

Wenn auch fast *jeder Patient mit Kardiomyopathie im EKG Veränderungen* aufweist, so gibt es dennoch *kein spezifisches EKG-Symptom.*

EKG-Beispiel Nr. 84:

33jähriger Mann, Herzinsuffizienz, großes Herz, relative (?) Mitralinsuffizienz, sonst kein Klappenbefund.

Meßwerte:

P-Welle vorhanden, P-Wellenamplitude in Abl. $V_1 \pm 0,2$ mV, Dauer (Abl. V_1) 0,10 sec, P-Wellenform biatrial betont, PQ-Zeit 0,18 sec, konstant, R-Amplitude in Abl. I 1,6 bis 2,0 mV, in Abl. II 0,1 bis 0,3 mV, in Abl. III 0,1 bis 0,2 mV, QRS-Dauer 0,12 bis 0,14 sec (gemessen in Ableitung I, V_6). Besonderheiten in der QRS-Form: hohe Amplituden, Formwechsel, groteske Deformierung, ST-Strecke gesenkt um maximal 0,5 mV in Ableitung V_5, V_6, ST-Verlauf dort deszendierend, T-Welle diskordant, U-Welle nicht vorhanden, QT-Dauer 0,40 sec (nicht frequenzentsprechend), RR-Abstand 0,75 sec, entsprechend einer Frequenz von 80 Schlägen pro Minute.

> *Quiz-Frage zum Thema:*
> Ihre Diagnose?

EKG-Beispiel Nr. 85:

28jähriger Mann, Spätsystolisches Geräusch über Aorta. Herzinsuffizienz unter Digitalistherapie eher verschlechtert.

Meßwerte:

P-Welle vorhanden, P-Wellenamplitude in Abl. I 0,2 mV, Dauer (Abl. I) 0,10 sec, P-Wellenform unauffällig, PQ-Zeit 0,18 sec, konstant, R-Amplitude in Abl. I 0,6 mV, in Abl. II 1,2 mV, in Abl. III 0,5 mV, QRS-Dauer 0,08 sec (gemessen in Ableitung I, V_6). Besonderheiten in der QRS-Form: Q-Zacken in II, III, aVF und in V_4 (V_3) bis V_6, ST-Strecke gesenkt um maximal 0,1 mV in Ableitung V_6, ST-Verlauf dort deszendierend, T-Welle konkordant, U-Welle nicht vorhanden, QT-Dauer 0,38 sec (frequenzentsprechend), RR-Abstand 0,85 sec, entsprechend einer Frequenz von 72 Schlägen pro Minute.

> *Quiz-Frage zum Thema:*
> Es liegt eine Kardiomyopathie vor, welchen Typ vermuten Sie?

6.4. Rhythmologisch wichtige Syndrome

6.4.1 **QT-Syndrom:** Bei diesem Syndrom (*Jervell, Lange-Nielsen* [QT-Syndrom und Innenohrschwerhörigkeit]; *Romano, Ward*) besteht eine *extreme Verlängerung des QT-Intervalls.* Diese Verlängerung ist *frequenzunabhängig* (DD: Hypokaliämie, Hypokalziämie, antiarrhythmische Therapie, Mitralklappenprolaps – siehe 6.4.2). Kennzeichnend ist eine *Neigung zu ventrikulären Tachykardien,* die als Synkopen empfunden werden und meist durch körperliche oder seelische Streßsituationen ausgelöst sind. Beide Formen des kongenitalen QT-Syndroms sind erblich. Therapie der Wahl ist eine Behandlung mit *Beta-Rezeptoren-*

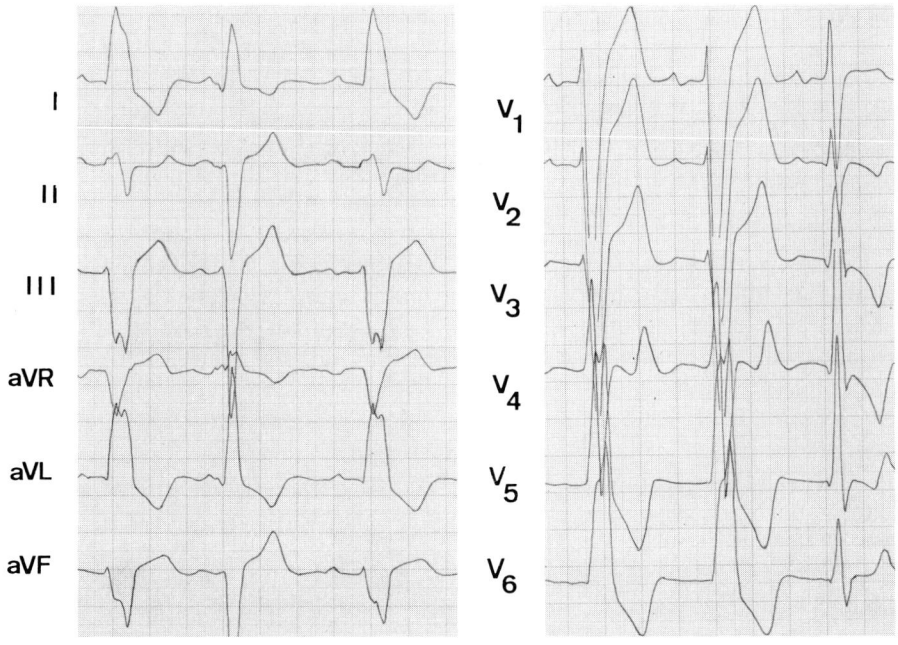

EKG-Beispiel Nr. 84

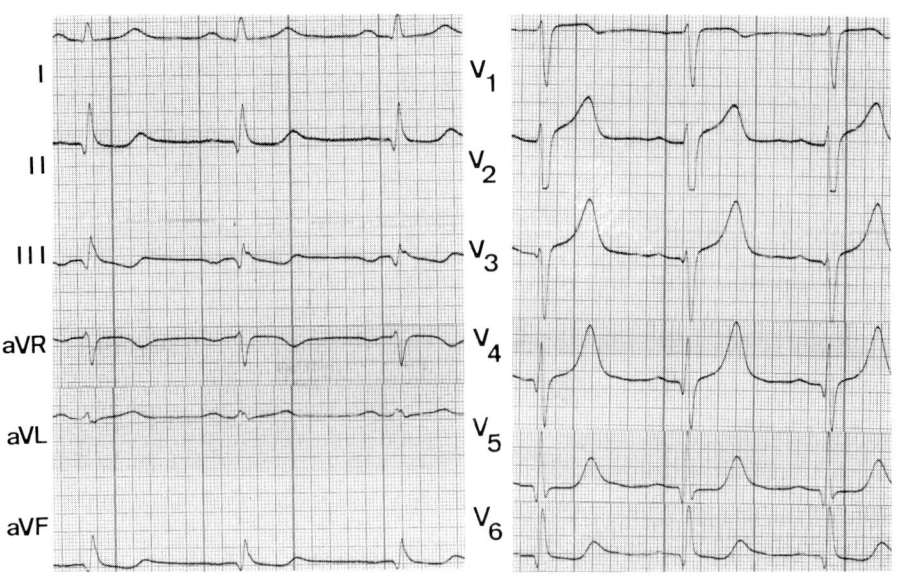

EKG-Beispiel Nr. 85

Blockern, andere Antiarrhythmika sind kontraindiziert.

6.4.2. **Mitralklappenprolaps:** Infolge Funktionsstörung des Mitralklappenapparates kommt es zu charakteristischen Auskultationsphänomenen. Elektrokardiographisch finden sich häufig *T-Inversionen* in den linksventrikulären Ableitungen, die Veränderungen können *durch Belastung provoziert* werden und können zur Fehldiagnose einer koronaren Ischämie verleiten. Gelegentlich findet man eine *Verlängerung von QT* (vgl. 6.4.1). *Rhythmusstörungen,* vor allem ventrikuläre Extrasystolen oder supraventrikuläre Tachykardien sind häufig. Kammertachykardien, verantwortlich für plötzlichen Herztod, sind als seltenere Komplikation beschrieben.

6.4.3 **Präexzitationssyndrome:** siehe Kapitel 5.4.

6.4.4 **Sinusknotensyndrom (Bradykardie-Tachykardie-Syndrom):** Bei dieser, infolge einer meist degenerativen Erkrankung des Sinusknotens auftretenden Rhythmusstörung findet sich nebeneinander in der Regel als erstes Symptom eine *Sinusbradykardie* mit Episoden von *Sinustachykardie, Vorhofflimmern* und *-flattern.* Intermittierende *Sinusknotenstillstände* mit *Vorhofasystolie* folgen häufig Episoden von Sinustachykardie. Bei Vorliegen von Sinusbradykardie, sinus-atrialer Blockierung mit tachykarden Episoden sollte sorgfältig die Diagnose eines Sinusknotensyndroms durch Ruhe-EKG, *Langzeit-EKG,* pharmakologische und elektrophysiologische *Funktionsprüfungen* bestätigt oder ausgeschlossen werden. Die Gefährdung der Patienten durch tachykarde und bradykarde Episoden macht häufig die Kombination einer medikamentös antitachykarden Therapie mit einer Schrittmacherbehandlung notwendig.

EKG-Beispiele Nr. 86a u. 86b:

20jähriges Mädchen, synkopale Anfälle. Nach Sinusrhythmus plötzlich EKG wie in Beispiel 86a. Spontane Rückbildung: Beispiel 86b. Eine Schwester 24jährig an plötzlichem Herztod gestorben.

Meßwerte:

86a: Im anfänglichen EKG-Beispiel 86a Kammerflattern mit rhythmischen Amplitudenschwankungen (»torsade de pointes«).

86b: P-Welle vorhanden, P-Wellenamplitude in Abl. II 0,2 mV, Dauer (Abl. II) 0,08 sec, P-Wellenform unauffällig, PQ-Zeit 0,16 sec, konstant, R-Amplitude in Abl. I 0,7 mV, in Abl. II 1,5 mV, in Abl. III 0,8 mV, QRS-Dauer 0,8 sec (gemessen in Ableitung II). Besonderheiten in der QRS-Form: keine, ST-Verlauf aszendierend, T-Welle konkordant, U-Welle nicht vorhanden, QT-Dauer 0,52 sec (frequenzentsprechend bis 0,32 erlaubt), RR-Abstand 0,66 sec entsprechend einer Frequenz von 90 Schlägen pro Minute.

Quiz-Frage zum Thema:
Welche rhythmologisch wichtige Störung finden Sie im Beispiel 86b, die die Neigung zu Kammerflattern erklärt?

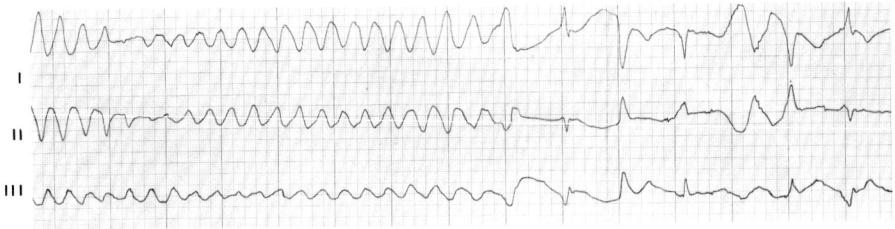

EKG-Beispiel Nr. 86a

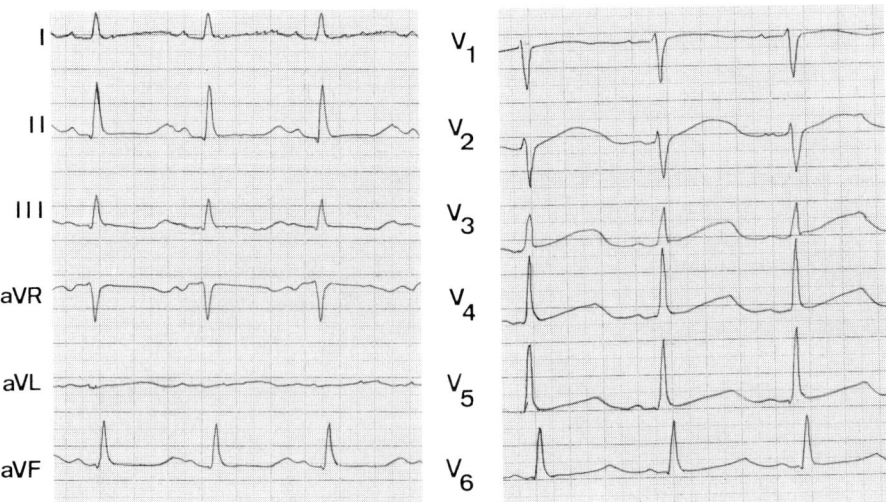

EKG-Beispiel Nr. 86b

EKG-Beispiel Nr. 87:

71jähriger Mann, klagt über Schwindelzustände und gelegentliches Herzklopfen.

Das EKG zeigt mehrere Episoden aus einer 24-Stunden-Langzeitregistrierung (Rhythmusstreifen, 25 mm/sec).

Beschreibung der einzelnen Episoden:

1. Anfänglich annähernd normofrequent, arrhythmisch, offenbar Vorhofflatterwellen, plötzlicher Frequenzabfall unter 25 pro Minute, nur noch vereinzelt Sinusknotentätigkeit (P), ansonsten supraventrikulärer Ersatzrhythmus.

2. Nach Sinustachykardie (P-Wellen) plötzlicher Sinusknotenstillstand.

3. Tachyarrhythmie, wahrscheinlich bei Vorhofflattern. Deformierte Kammerkomplexe könnten aberrierender Leitung bei Tachykardie oder ventrikulärem Rhythmus entsprechen.

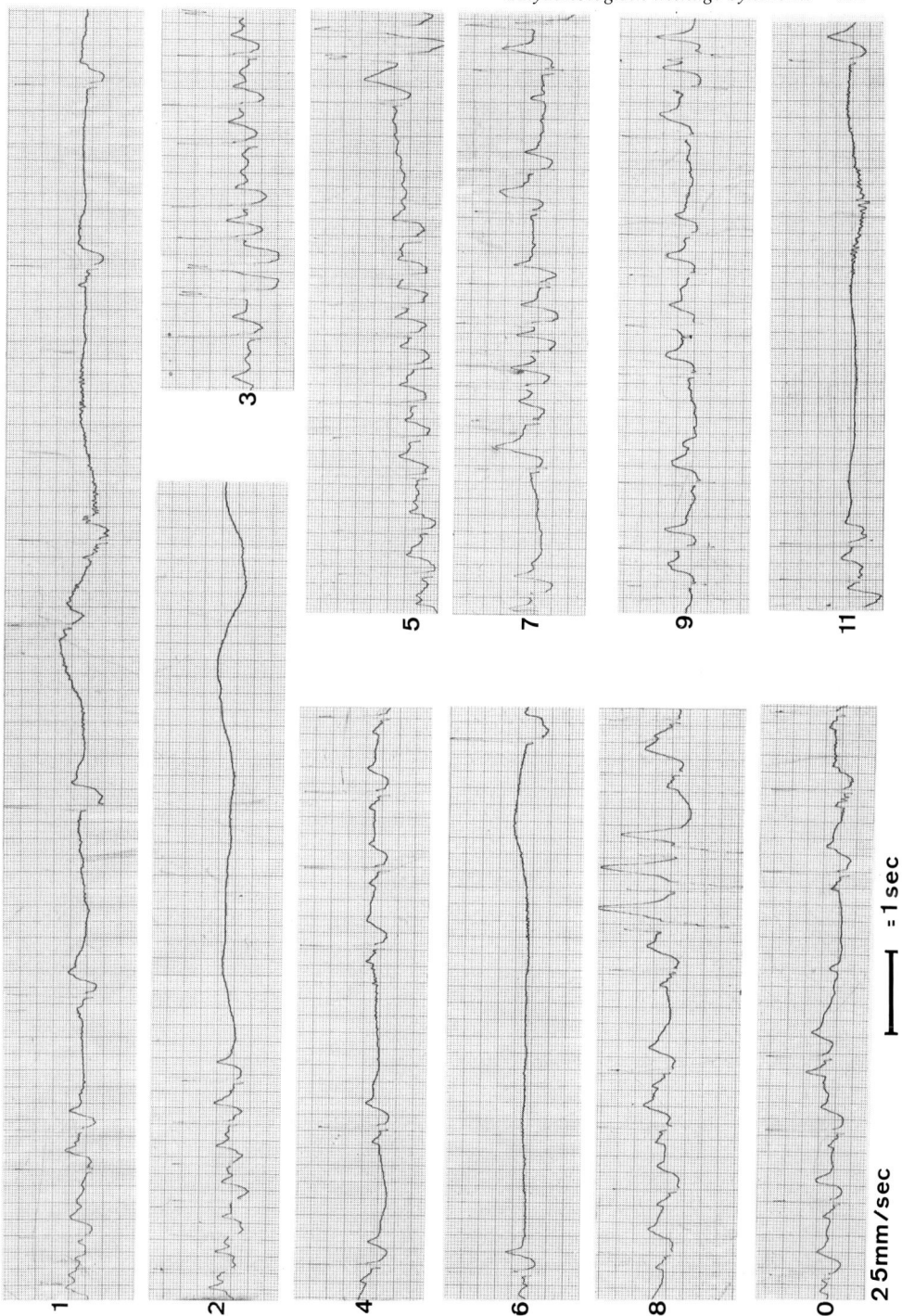

1

2

3

4

5

6

7

8

9

10

11

= 1 sec

2 5mm/sec

4. Im zweiten Teil annähernd normofrequent, zuvor doppeltes RR- und PP-Intervall, so daß eine 2:1-sinu-atriale Blockierung angenommen wird.

5. Tachyarrhythmie bei Vorhofflattern, am Schluß des Streifens ventrikulärer Rhythmus oder aberrierende Leitung (Ermüdung des Erregungsleitungssystems).

6. Lange asystolische Pause von etwa 7 Sekunden Dauer, anschließend Ersatzschlag.

7. Rascher Frequenzwechsel (40 bis 150) bei Vorhofflimmern.

8. Vorhoftachykardie mit 2:1-Überleitung im AV-Knoten (1.−4. Schlag), danach Tachykardie mit aberrierender Leitung (?).

9. Rascher Frequenzwechsel bei unregelmäßigem Vorhof-Flimmer-Flattern.

10. Zunächst langsamer Sinusrhythmus, Frequenz 65 Schläge pro Minute. Es kann aber aus der Registrierung nicht entschieden werden, ob sich in der T-Welle jeweils eine Vorhoftachykardie mit doppelter Frequenz verbirgt. Asystolische Pause von 2¼ Sekunden Dauer. Eine P-Welle (?) ohne AV-Überleitung, so daß eine AV-Blockierung zweiten Grades angenommen werden muß.

11. Tachykardie mit langer Asystolie (Sinusknotenstillstand von 6 Sekunden Dauer).

Quiz-Frage zum Thema:
Wie lautet Ihre Diagnose?

7. Auflösungen zum EKG-Quiz

Antwort **Beispiel 1:**
Nein, Normalbefund

Gesamt-Interpretation:
Sinusrhythmus, Frequenz 73 pro Minute, Linkstyp, kein auffälliger Befund im Brustwand- und Extremitäten-EKG. Altersentsprechender Befund.

Antwort **Beispiel 2:**
Muskelzittern und Null-Linienschwankung infolge Bewegung der Extremitäten (Extremitätenableitungen)
Wechselstromüberlagerung in Ableitung V_2 (Erdung!) Vgl. Kap. 1.2.1.

Gesamt-Interpretation:
Soweit bei technisch unbefriedigendem EKG zu bewerten:
Sinusrhythmus, Linkstyp, Frequenz 78 Schläge pro Minute. Kein krankhafter Befund.

Antwort **Beispiel 3:**
Änderung der Eichung (vergleiche Eichzacken am Anfang und Ende) siehe Kap. 2.1.

Gesamt-Interpretation:
Sinusrhythmus, Frequenz 83 pro Minute, kein auffälliger Befund im Extremitäten-EKG. Brustwand-Ableitungen fehlen.
Eine supraventrikuläre Extrasystole

Antwort **Beispiel 4:**
Falsch gepolte Ableitung (rote und gelbe Elektrode vertauscht), vgl. Kap. 1.2.2., 1.2.3., 1.2.4. und 3.7.

Gesamt-Interpretation:
Sinusrhythmus, Linkstyp, Frequenz 71 pro Minute.

Antwort **Beispiel 5:**
Die Brustwandelektrode V_4 wurde um 1 ICR versetzt (falsch) plaziert.

Gesamt-Interpretation:
Sinusrhythmus, Linkstyp, Linkshypertrophie (Widerstandshypertrophie), mit Diskordanz der Kammerendteile, QRS-Amplitudenzunahme linksventrikulär, QRS-Vektordrehung nach links, *Sokolow*-Index ($V_2 + V_6$) über 5,6 mV.

Antwort **Beispiel 6:**
Mehrbelastung des rechten Vorhofs (vgl. Kap. 2.1. und 4.2.1.).

Gesamt-Interpretation:
Sinusrhythmus, Steiltyp, Frequenz 97 pro Minute. P-dextrocardiale, muldenförmige ST-Senkung digitalisbedingt?

Antwort **Beispiel 7:**
Nur bei vorhandenem P geht die Erregung vom Sinusknoten aus, vgl. Kap. 2.1. Fehlendes P spricht für Sinusknotenstillstand oder sinuatriale Blockierung.

Gesamt-Interpretation:
Sinusrhythmus, intermittierend supraventrikulärer Ersatzrhythmus, Knotenersatzrhythmus) bei sinu-atrialer Blockierung bzw. Sinusknotenstillstand. Eine supraventrikuläre Extrasystole (Pfeil = P-Welle). Soweit aus dem Brustwand-EKG allein zu erkennen: Vorderwandinfarkt im Stadium II mit tiefen Q-Zacken (V_4, V_5), ST-Streckenhebung (V_2 bis V_5) und terminal negativem T (V_2 bis V_4).

Antwort **Beispiel 8:**
Bei fehlendem R spricht man von QS-Zacken.

Gesamt-Interpretation:
Sinusrhythmus, Linkstyp, periphere Niedervoltage (alle R-Amplituden $<0,5$ mV), Zustand nach Vorderwandinfarkt mit Verdacht auf Aneurysmabildung (persistierende ST-Hebung im Infarktgebiet V_1 bis V_4) (vgl. 2.5.).

Antwort **Beispiel 9:**
PQ-Verlängerung (vgl. 2.3.), Bradykardie und U-Welle bei Vagotonie.

Gesamt-Interpretation:
Sinusbradykardie, Frequenz 46 pro Minute (Linkstyp), atriale (p > 0,12 sec und atrioventrikuläre (PQ > 0,20 sec) Leitungsstörung, Posterolateralinfarkt im Zwischenstadium mit Q II, (III), V_5, V_6 sowie ST-Hebung im gleichen Bereich.

Da die U-Wellen sich zeitlich exakt zwischen zwei P-Wellen anordnen, könnte es sich auch um verborgene P-Wellen handeln. In diesem Fall müßte bei doppelter Vorhoffrequenz (92 pro Minute) eine atrioventrikuläre Blockierung II. Grades angenommen werden (vgl. 3.2.).

Antwort **Beispiel 10:**
Es liegt ein P sinistrocardiale vor, der zweite Anteil der P-Welle entspricht dem linken Vorhof. Von V_1 aus ist die Erregungsausbreitung *weggerichtet.*

Gesamt-Interpretation:
Lagetyp nicht beurteilbar, da nur Brustwandableitungen. Sinusrhythmus, supraventrikuläre Extrasystolie in Bigeminusform, Bradykardie mit Frequenz 60 pro Minute.
Linkshypertrophie mit Q in V_5 und V_6, positivem *Sokolow*-Index (vgl. Kap. 5.2., *Tab. II*).
P sinistrocardiale.
Angedeutet U-Welle als Hinweis auf Hypokaliämie.

Antwort **Beispiel 11:**
PQ verkürzt, träger R-Zackenanstieg, Diskordanz der Kammerendteile (auffälliger Lagetyp – siehe Kapitel 3.7.), kurze RR-Abstände. Diagnose: Präexcitationssyndrom (WPW) mit Tachykardie.

Gesamt-Interpretation:
Supraventrikuläre Tachykardie bei WPW-Syndrom (Typ B).

Antwort **Beispiel 12:**
PQ-Verlängerung auf 0,32 sec (max. erlaubt 0,2 sec).
Diagnose: AV-Block I. Grades.

Gesamt-Interpretation:
Sinusrhythmus, Frequenz 85 pro Minute, Linkstyp, Hinterwandinfarkt im Stadium II mit Q in II, III, aVF, noch angehobener ST-Strecke und bereits nachweisbarem terminal negativem T.
(Die Q-Zacken in V_4 bis V_6 entsprechen einem anamnestisch bekannten Lateralinfarkt.)

Antwort **Beispiel 13:**
Schrittmacherrhythmus mit initialem elektrischem Impuls und abnormer Frequenzausbreitung (QRS-Deformierung).

Gesamt-Interpretation:
Schrittmacherrhythmus, Frequenz 90 pro Minute, schenkelblockartige Deformierung von QRS (Linksschenkelblock) entsprechend einer Stimulation im rechten Ventrikel.

Antwort **Beispiel 14:**
Störung der Erregungsausbreitung in den Ventrikeln.

Gesamt-Interpretation:
Sinusbradykardie, Frequenz 56 pro Minute, überdrehter Linkstyp, Rechtsschenkelblock (= bifaszikulärer Block: linksanteriorer Hemiblock und Rechtsschenkelblock).

Antwort **Beispiel 15:**
Störung der Erregungsrückbildung. QRS normal, so daß keine Erregungsausbreitungsstörung angenommen werden darf.

Gesamt-Interpretation:
Sinusrhythmus, Linkstyp, Frequenz 96 pro Minute. Störung der Erregungsrückbildung. – Klinisch *Perikarditis.*

Antwort **Beispiel 16:**
Mitteltyp an der Grenze zum Linkstyp (Vektor +30°).

Gesamt-Interpretation:
Sinustachykardie, Frequenz 140 pro Minute, Mitteltyp (Vektor +30°) tachykardiebedingte Störungen der Erregungsrückbildung (Innenschichtalteration) linksventrikulär.

Antwort **Beispiel 17:**
Linkstyp (Vektor $\sim 0°$).

Gesamt-Interpretation:
Sinusrhythmus, Linkstyp, Frequenz 90 pro Minute. Verdacht auf linksatriale Hypertrophie, Verdacht auf Digitalismedikation (anamnestisch zutreffend). Linksventrikuläre Hypertrophie nicht sicher auszuschließen (Lagetyp, linksventrikuläre Innenschichtalteration, vgl. auch Kapitel 5.2.2.).

Antwort **Beispiel 18:**
Rechtstyp mit sagittaler Abweichung der elektrischen Herzachse.

Erläuterung:

Der kleinste QRS-Vektor findet sich in Ableitung aVR. Dabei muß das Flächenintegral Q gegen die Fläche R aufgerechnet werden, so daß der Hauptvektor etwa senkrecht zur Ableitung aVR zu suchen ist. Der größte positive R-Vektor zeigt nach Ableitung III. Der Hauptvektor beträgt also +120°. Die nur geringe R-Progression sowie die bis in Ableitung V_6 zu erkennenden S-Zacken zeigen aber, daß sich in horizontaler Ebene wesentliche Teile der Erregungsausbreitung projizieren. Somit liegt auch eine sagittale Abweichung der elektrischen Herzachse vor. Sie wird (wie hier) bei adipösen Patienten oft gefunden.

Gesamt-Interpretation:

Sinusrhythmus, Rechtstyp mit sagittaler Abweichung der elektrischen Herzachse. Inkompletter Rechtsschenkelblock (vgl. 4.3.3.4.) mit Verdacht auf Rechtshypertrophie (vgl. 5.2.3.). Vermehrte linksatriale Belastung (?) mit doppelgipfligem P in II sowie betontem linksatrialen P-Anteil in V_1. Linksventrikuläre Innenschichtalteration infolge Digitalismedikation.

Antwort **Beispiel 19:**

Supraventrikuläre Extrasystole.

Gesamt-Interpretation:

Sinusrhythmus, Linkstyp. Eine supraventrikuläre Extrasystole mit geringer atrioventrikulärer Leitungsverzögerung infolge ektopen Reizursprungs oder relativer Refraktärität des AV-Knotens bei Vorzeitigkeit der Erregung.

Soweit allein aus dem Extremitäten-EKG zu entnehmen, kein weiterer pathologischer Befund.

Antwort **Beispiel 20:**

Wechsel zwischen Sinus- und Coronarsinusrhythmus.

Erläuterung:

Es handelt sich um einen Wechsel zwischen Sinusrhythmus und einer Reizbildung im wichtigsten sekundären Reizbildungszentrum, der Gegend des AV-Knotens. Die von der AV-Region ausgehenden Erregungen breiten sich über die Vorhöfe in entgegengesetzter Richtung aus, so daß der P-Wellenvektor sich umkehrt (negatives P).

Die traditionelle Nomenklatur unterscheidet »obere«, »mittlere« und »untere« AV-Knotenrhythmen. P-Wellen werden dann unmittelbar vor, im und unmittelbar nach dem QRS-Komplex gefunden. Im vorliegenden Beispiel ist die PQ-Strecke zwar verkürzt, jedoch mit 0,12 sec noch nicht im unteren Normbereich. Man nimmt in solchen Fällen einen Reizursprung im unteren Vorhof, der Gegend der Koronarvenensinus, an. Der Rhythmuswechsel erfolgt bei Verlangsamung der Sinusfrequenz, es besteht somit ein *Ersatzrhythmus*. Dieses harmlose Phänomen findet sich bei Jugendlichen sehr häufig und ist meist respiratorisch auslösbar.

Gesamt-Interpretation:
Sinusrhythmus im Wechsel mit Coronarsinusrhythmus, Frequenz 84 bis 108 pro Minute, Steiltyp. Altersentsprechender Befund.

Antwort **Beispiel 21:**
Tachyarrhythmia absoluta bei Vorhofflimmern.

Gesamt-Interpretation:
Tachyarrhythmia absoluta bei Vorhofflimmern, Frequenz etwa 170 pro Minute. Linkstyp, Rechtsschenkelblock (*Wilson*-Block, siehe Schenkelblöcke, Kapitel 4.3.3.).
Die klinisch-kardiologische Untersuchung ergab einen Vorhofseptumdefekt mit pulmonaler Hypertonie.

Antwort **Beispiel 22:**
Bradyarrhythmia absoluta bei Vorhofflattern.

Gesamt-Interpretation:
Absolute Arrhythmie bei Vorhofflattern, im hier registrierten Kurvenabschnitt mit einer 5:1- bis 6:1-Überleitung im AV-Knoten. Kammerfrequenz 55 bis 60 pro Minute. Linkstyp.
Scheinbare Überhöhung der R-Zacke in V_1 infolge Überlagerung durch Vorhofflatterwelle. Linksventrikuläre Kammerendteilveränderungen sind möglich, jedoch infolge Kurvenüberlagerung durch Vorhofflatterwellen nicht sicher beurteilbar.

Antwort **Beispiel 23:**
Ventrikuläre Extrasystolie in Bigeminusform.

Gesamt-Interpretation:
Erläuterung: Die Anordnung von Extrasystolen in Gruppierungen von Normalaktion und Extrasystole in fixer Koppelung nennt man »Bigeminus« (»Zwilling«). Dabei läßt sich ein Bigeminus ventrikulären und supraventrikulären Ursprungs unterscheiden. Solche Rhythmusstörungen findet man häufig (wie hier) unter Digitalismedikation. Verstärkt wird die Neigung zur »Bigeminie« durch Kaliummangel.
Gesamt-Interpretation: Sinusrhythmus mit ventrikulärer, monotoper Extrasystolie in Bigeminusform. Frequenz etwa 80 pro Minute, Linkstyp. Außer Extrasystolie kein eindeutig pathologischer Befund.

Antwort **Beispiel 24a:**
Nein.

Gesamt-Interpretation:
Sinusrhythmus, überdrehter Linkstyp, Linksschenkelblock (vgl. Kapitel 4.3.3.1.). P-sinistrocardiale (vgl. Kapitel 5.2.2.1.). Einziger Infarkthinweis ist ein Q in Ableitung I, ansonsten der Schenkelblock.

Antwort **Beispiel 25b:**
Kammertachykardie.

Gesamt-Interpretation:
Kammertachykardie, Frequenz

170 pro Minute. (NB: Elektrode V_3 gelöst, vgl. Kapitel 1.2.)

Antwort **Beispiel 25:**
  Supraventrikuläre Extrasystolie mit intermittierend aberrierender Leitung.

Gesamt-Interpretation:
  Erläuterung: Für eine supraventrikuläre Genese spricht das den Extrasystolen immer vorangehende P. In typischer Weise zeigt dabei die erste Extrasystole keine Änderung der Erregungsausbreitung in den Ventrikeln. Die zweite Extrasystole ist rechtsschenkelblockartig verändert (vgl. Kapitel 4.3.3.3.). Die Erregung durchläuft also den linken Schenkel des Reizleitungssystems. Differentialdiagnostisch kommt aufgrund der Extrasystolenform auch eine ventrikuläre Genese in Frage. Das vorausgehende P mit nur geringfügig verlängerter PQ-Zeit spricht eindeutig für supraventrikuläre Herkunft.
  Gesamt-Interpretation: Sinusrhythmus, Frequenz 80 pro Minute. Lagetypenbestimmung nicht möglich, da nur Brustwandableitungen vorliegen. Supraventrikuläre Extrasystolie, teils mit aberrierender Leitung beziehungsweise intermittierender Blockierung des rechten Schenkels.
  Differentialdiagnose: Polytope ventrikuläre und supraventrikuläre Extrasystolie scheidet hier aus (siehe Erläuterung).

Antwort **Beispiel 26:**
  Polytope ventrikuläre Extrasystolie, zum Teil »gekoppelt«.

Gesamt-Interpretation:
  Sinusrhythmus, Frequenz 96 pro Minute. Lagetyp allein aus Brustwandableitungen nicht bestimmbar. Polytope ventrikuläre Extrasystolie. Die »gekoppelten« Extrasystolen und die Polytopie sind als Vorläufer der im Beispiel 24b beschriebenen Kammertachykardie zu werten.

Antwort **Beispiel 27:**
  Sinu-atrialer Block.

  Erläuterung: Die exakte Verdoppelung des RR-Intervalls mit gleichzeitigem Fehlen einer P-Welle spricht dafür, daß die vom Sinusknoten ausgehende Erregung nicht zum Vorhof übergeleitet werden kann (= sinu-atriale Blockierung). Die Automatie des Sinusknotens bleibt erhalten, so daß der nächste Impuls zum erwarteten Zeitpunkt zum Vorhof gelangen kann.

Gesamt-Interpretation:
  Sinusrhythmus mit intermittierender sinu-atrialer Blockierung (= SA-Block II. Grades). Frequenz 80 pro Minute. Weitere krankhafte Veränderungen nicht zu erkennen.

Antwort **Beispiel 28:**
  AV-Block II. Grades vom Typ Mobitz.

Gesamt-Interpretation:
Sinusrhythmus mit AV-Block II. Grades vom Typ *Mobitz*. Frequenz 37 pro Minute. Vorhoffrequenz 70 pro Minute. Rechtsschenkelblock (Erläuterung hierzu siehe Beispiel 29). Lagetyp allein aus Brustwandableitungen nicht zu bestimmen.

Antwort **Beispiel 29:**
AV-Block II. Grades, Typ *Wenckebach* (vgl. 4.3.2.2.).

Gesamt-Interpretation:
Sinusrhythmus, Vorhoffrequenz 75 pro Minute. AV-Block II. Grades, Typ *Wenckebach* mit periodischer Zunahme der atrioventrikulären Leitungszeit bis zur Blockierung im AV-Knoten. Rechtsschenkelblock (da grundsätzlich eine AV-Überleitung angenommen werden muß, ist hier der Schenkelblock nicht als Ausdruck eines ventrikulären Ersatzzentrums anzusehen, zumal Ersatzzentren eine hohe Frequenzkonstanz aufweisen).

Antwort **Beispiel 30:**
Totaler AV-Block.

Gesamt-Interpretation:
AV-Block III. Grades, Kammerersatzfrequenz unter 30 pro Minute. Die Rechtsschenkelblock-artige Deformierung der Kammerersatzschläge spricht für ein linksventrikuläres Ersatzzentrum.

Antwort **Beispiel 31:**
Linksschenkelblock (Kapitel 4.3.3.1.).

Gesamt-Interpretation:
Sinusrhythmus, *Links*typ, Frequenz 108 pro Minute, p-cardiale, kompletter Linksschenkelblock, periphere Niedervoltage.
Der Befund entspricht der klinischen Diagnose einer Kardiomyopathie. Zur Genese kann elektrokardiographisch nichts ausgesagt werden.
(Anmerkung: Die Deutung »Linkstyp« ist gerechtfertigt, obwohl R in Ableitung II größer als in Ableitung I ist. Da aber in II ein tiefes S vorliegt, ist der QRS-Gesamtvektor in II wesentlich kleiner als in I.)

Antwort **Beispiel 32:**
Überdrehter Linkstyp als Hinweis auf linken anterioren Hemiblock (vgl. 4.3.3.2.).

Gesamt-Interpretation:
Sinusrhythmus mit wechselndem Erregungszentrum (supraventrikuläre Extra- oder Ersatzsystolie kann aus dem kurzen Registrierstreifen nicht unterschieden werden). Frequenz 60 bis 64 pro Minute. Überdrehter Linkstyp als Hinweis auf linksanterioren Hemiblock. AV-Block ersten Grades. Die Q-Zacken in I und aVL sind verdächtig auf abgelaufenen Lateralinfarkt. Die muldenförmige ST-Senkung linkspräcordial dürfte der (anamnestisch vorliegenden) Digitalismedikation entsprechen.

Antwort **Beispiel 33:**
Kompletter Rechtsschenkelblock.

Gesamt-Interpretation:
Sinusrhythmus, Linkstyp, Frequenz 79 pro Minute. Kompletter Rechtsschenkelblock. Anamnese, Lagetyp und die linkspräcordial sehr großen R-Amplituden sprechen darüber hinaus für Linkshypertrophie.

Antwort (Beispiel 34)·
Inkomplett.

Gesamt-Interpretation:
Sinusrhythmus, Rechtstyp mit sagittaler Achsenabweichung des Herzens, Frequenz 70 pro Minute. Inkompletter Rechtsschenkelblock. Aufgrund des großen zweiten QRS-Anteils und der Kammerendteilveränderungen, sowie weiterer Kriterien einer Rechtshypertrophie (Lagetyp, S-Zacken bis V_6) liegt hier ein »pathologischer« inkompletter Rechtsschenkelblock vor, wie er der Diagnose eines Vorhofseptumdefekts (= Volumenbelastung des rechten Ventrikels mit QRS-Verbreiterung und R-R') mit Widerstandsbelastung bei pulmonaler Hypertonie entspricht (vgl. auch Kapitel 5.2.3.).

Antwort **Beispiel 35:**
Akute Perikarditis, Differentialdiagnose Ischämie.

Gesamt-Interpretation:
Sinusrhythmus, Mittel- bis Linkstyp, Frequenz 80 pro Minute. Terminal negatives T als Hinweis auf Perikarditis. Das Bild entspricht dem der »Ischämie« bei Infarkt. Analog zum Infarkt wird in der frühen Phase einer Perikarditis ein »Verletzungsbild« mit ST-Anhebung gesehen, welches dann in das Bild der »Ischämie« übergehen kann. Klinisch wurde hier die Perikarditis durch Perikardreiben bestätigt.

Antwort **Beispiele 36–38:**
a) Beispiel 37, frischer Vorderwandinfarkt 2 Stunden alt.
b) Beispiel 36 nach 10 Stunden.
c) Beispiel 38 nach drei Tagen.

Gesamt-Interpretation:
Sinusrhythmus, Linkstyp, Frequenzen um 80 pro Minute, einige supraventrikuläre Extrasystolen, zum Teil mit aberrierender Leitung (Beispiel 37).
Stadienablauf eines frischen Vorderwandinfarkts in der Reihenfolge der Beispiele 37, 36 und 38.

a) Beispiel 37: Im akuten Stadium dominiert die Verletzung mit Anhebung der ST-Strecke über dem Infarktareal V_2 bis V_6. Ischämie und Nekrose sind noch nicht erkennbar.
b) Beispiel 36: Im »Zwischenstadium« (»subakuten« Stadium) sind nebeneinander die Zeichen der Verletzung (ST-Hebung), der »Ischämie« (terminal negatives T) und die beginnenden Zeichen der Nekrose (später

der Narbe) (R-Reduktion und Entwicklung eines Infarkt-Q) (V_4) zu sehen.

c) Beispiel 38: Auch hier befindet sich die Infarktentwicklung nach drei Tagen noch im Zwischenstadium. Es sind die Zeichen der Ischämie jedoch rückläufig, die Verletzungszeichen noch vorhanden. Die Nekroseentwicklung ist an der weiteren Reduktion von R (V_2, V_4) und den deutlichen Q-Zacken zu erkennen.

Antwort **Beispiel 39:**
Posterolateralinfarkt.

Gesamt-Interpretation:
Absolute Arrhythmie bei Vorhofflimmern (die Vorhofflimmerwellen sind hier registriertechnisch nicht erfaßt), Frequenz etwa 65 pro Minute, Linkstyp.
Posterolateralinfarkt im Zwischenstadium (anamnestisch seit drei Tagen bekannt) mit noch persistierender ST-Hebung, schon erkennbarer terminaler T-Negativierung und deutlichem Infarkt-Q in den inferioren Ableitungen II, III, aVF und den lateralen Projektionen V_4 bis V_6.

Antwort **Beispiel 40:**
Hinterwandinfarkt (laterale Beteiligung nicht auszuschließen).

Gesamt-Interpretation:
Sinusrhythmus, Frequenz 80 pro Minute, Linkstyp, AV-Block I.

Grades, Linkshypertrophie (vgl. Kapitel 5.2.2.).
Hinterwandinfarkt (inferiorer Infarkt) im beginnenden Zwischenstadium mit noch angehobener ST-Strecke in II, III, aVF, schon nachweisbaren Ischämiezeichen (terminal negatives T) und beginnender Q-Entwicklung in II und aVF.
Die Kammerendteilveränderungen in Ableitung V_5 und V_6 sind durch die bestehende Linkshypertrophie ausreichend erklärt. Nur aus dem Verlauf läßt sich eine laterale Infarktbeteiligung sicher ausschließen.

Antwort **Beispiel 41:**
Wahrscheinlich frischer Anterolateralinfarkt.

Gesamt-Interpretation:
Sinusrhythmus, Frequenz 65 pro Minute, Linkstyp, Linkshypertrophie.
Das EKG-Bild *kann* einem akuten Anterolateralinfarkt entsprechen, was auch anamnestisch anzunehmen ist. Eine Bestätigung des Infarktverdachts *muß* durch wiederholte EKG-Ableitung herbeigeführt werden.
Zur Differentialdiagnose muß auch an eine Perikarditis gedacht werden, vor allem aber auch an die Möglichkeit eines *Koronarspasmus* (*Prinzmetal*-Angina). Hierbei wird im typischen Fall die hier vorliegende Veränderung gefunden. Koronarspasmen schließen eine organische Koronarstenose keineswegs aus, sondern werden besonders

häufig zusammen mit morphologischen Veränderungen gefunden.

(Im vorliegenden Beispiel bildeten sich die Veränderungen schnell zurück, so daß ein Koronarspasmus zugrunde liegen dürfte.)

Antwort **Beispiel 42:**
R-Reduktion bis zur Q-Zacke in V_2, V_3, aVL. Schenkelblock und Lokalisation sprechen für anteroseptalen Infarkt, die Ausbildung eines Q in aVL für eine hohe laterale Beteiligung.

Gesamt-Interpretation:
Sinusrhythmus, Frequenz 90 pro Minute, Sagittaltyp bei linksschenkelblockähnlicher Deformierung des QRS-Komplex. Hoher anterolateraler Infarkt mit Septumbeteiligung (welche zur Störung der intraventrikulären Erregungsausbreitung geführt hat).

Antwort **Beispiel 43:**
Anterolateralinfarkt (bei vorbestehendem Rechtsschenkelblock).

Gesamt-Interpretation:
Sinusrhythmus, Frequenz 94 pro Minute, Rechtsschenkelblock, Anterolateralinfarkt mit Q-Zacken in V_3 bis V_6 sowie I und aVL. Verletzungszeichen in Form von ST-Hebungen in V_2 bis V_5 sowie I und aVL. Ischämiezeichen in Form von terminal negativen T-Wellen in V_2 bis V_4 und I, aVL. Die Deformierung von QRS und ST bis T erschwert die Infarktdiagnose, insbesondere die Veränderungen von ST

und T werden von Infarkt und Schenkelblock zum Teil gegensinnig beeinflußt. Ohne Kenntnis der vorbestehenden Schenkelblockierung könnte auch eine septale Infarktbeteiligung vermutet werden.

Antwort **Beispiel 44:**
Vorderwandinfarkt, aber auch diskrete. Zeichen eines Hinterwandinfarkts (II, III, aVF).

Gesamt-Interpretation:
Sinusrhythmus, Frequenz 74 pro Minute, Linkstyp. Ausgedehnter Vorderwandinfarkt mit inferiorer Beteiligung. Beim großen Vorderwandinfarkt wird meist eine Ausdehnung nach lateral beobachtet, so daß die direkten Infarktzeichen auch in Ableitung I und aVL nachweisbar werden.

Im vorliegenden Fall umgreift der Vorderwandinfarkt die Herzspitze, so daß in den inferioren Ableitungen II, III, aVF ebenfalls Verletzungszeichen angedeutet erkennbar werden.

Die nebeneinander vorliegenden Verletzungs-, Ischämie- und Nekrosezeichen entsprechen dem anamnestisch einen Tag alten Infarktereignis.

Antwort **Beispiel 45:**
P-sinistrocardiale (mitrale).

Gesamt-Interpretation:
Sinusrhythmus, Steiltyp, Frequenz 73 pro Minute, P-sinistrocardiale, Rechtshypertrophie (vgl. Kapitel 5.2.2.2.).

Antwort **Beispiel 46:**
p-cardiale (biatriale), biatriale Hypertrophie.

Gesamt-Interpretation:
Sinusrhythmus, Frequenz 100 pro Minute, Sagittaltyp (eine eindeutige Lagetypenbestimmung ist bei S I, S II, S III und fast gleich hohen R-Zacken nicht möglich), tiefe S-Zacken rechtspräcordial als Hinweis auf Linkshypertrophie (vgl. Kapitel 5.2.2.1.).

P-cardiale; die intraatriale Leitungsverlängerung (P = 0,14 sec), die Doppelgipfligkeit in II, III und die extreme Betonung des zweiten negativen P-Wellenanteils in V_1 entsprechen einem P-sinistrocardiale. Die Mehrbelastung des rechten Vorhofs wird an dem hohen und spitzen ersten P-Wellenanteil in V_2 und V_3 deutlich. Offenbar wird durch Drehung des Herzens der rechte Vorhof weiter nach links (V_2, V_3) projiziert.

Antwort **Beispiel 47:**
Rechtsatriale Hypertrophie.

Gesamt-Interpretation:
Sinustachykardie, Frequenz 110 pro Minute, Rechtstyp, Rechtsventrikuläre Widerstandhypertrophie (vgl. Kapitel 5.2.2.2.).

P-dextrocardiale mit hohem, spitzem und schmalbasigem P in II, III. Die erwartete P-Wellenbetonung in V_1 ist hier nicht deutlich. Die EKG-Veränderungen entsprechen der Diagnose »*Fallot*sche Tetralogie«. Die muldenförmige

ST-Senkung linksventrikulär (II, III, aVF) dürfte tachykardie- und digitalisbedingt sein.

Antwort **Beispiel 48:**
Hypertrophie der linken Kammer.

Gesamt-Interpretation:
Sinusrhythmus, Linkstyp, Frequenz 102 Schläge pro Minute. Linksventrikuläre Widerstandshypertrophie (*Sokolow*-Index 5,0 mV, diskordante Kammerendteile, Lagetyp).

Die deutlichen Q-Zacken in II, III und aVF sprechen für einen Hinterwandinfarkt (inferioren Infarkt) im chronischen Stadium (Narbenstadium).

Antwort **Beispiel 49:**
Rechtsventrikuläre Widerstandshypertrophie.

Gesamt-Interpretation:
Sinusrhythmus, ausgeprägter Rechtstyp, Frequenz 93 Schläge pro Minute.

Schwere rechtsventrikuläre Widerstandshypertrophie (Lagetyp, hohe R-Zacken rechtspräcordial und tiefe S-Zacken linkspräcordial – *Sokolow*-Index [$RV_1 + SV_5$] = 3,8 mV – Kammerendteilveränderungen rechtspräcordial). Eine wesentliche Volumenbelastung der rechten Kammer ist nicht anzunehmen, da QRS mit 0,12 sec nur wenig verbreitert ist. Als Ursache der Rechtshypertrophie wurde eine schwere, primär vaskuläre pulmonale Hypertonie gefunden (die Einnahme von Appetitzüglern wird verneint, so daß ätiologisch keine Information vorliegt).

Antwort **Beispiel 50:**
Rechtshypertrophie und linksatriale Hypertrophie.

Gesamt-Interpretation:
Sinusrhythmus, Frequenz 75 pro Minute. Rechtstyp. Linksatriale Hypertrophie mit doppelgipfligem P III, tiefem zweiten P-Wellenanteil in V_1. Schwere rechtsventrikuläre Hypertrophie mit allen Hypertrophiekriterien.

rR′ und der relativ breite QRS-Komplex lassen an eine zusätzliche rechtsventrikuläre Volumenbelastung denken, so daß zunächst an einen Vorhofseptumdefekt (= rechtsventrikuläre Volumenbelastung) mit sekundärer pulmonaler Widerstandserhöhung (»Eisenmenger-Reaktion«) gedacht wurde.

Die klinische Diagnostik erbrachte eine hochgradige Mitralstenose (= linksatriale + rechtsventrikuläre Hypertrophie).

Antwort **Beispiel 51:**
Rechtshypertrophie wahrscheinlich.

Gesamt-Interpretation:
Tachyarrhythmia absoluta bei Vorhofflimmern, Frequenz um 170 pro Minute. Linkstyp. Rechtsschenkelblock mit rR′. Die QRS-Dauer entspricht mit 0,12 sec gerade noch einem *inkompletten* Rechtsschenkelblock, jedoch sind die ausgeprägten Kammerendteilveränderungen im Sinne eines kompletten Schenkelblocks hinweisend.

Hinweise zur Rechtshypertrophie ergeben sich aus Anamnese und Klinik, elektrokardiographisch nur aus den hohen R-Amplituden rechtspräcordial. Bei Rechtsschenkelblock ist die Aussage zusätzlich erschwert. Im vorliegenden Fall spricht die Hypertonieanamnese für die Möglichkeit einer zusätzlichen Linkshypertrophie, so daß der Linkstyp erklärt wäre.

Antwort **Beispiel 52 a:**
Hypokaliämie.

Gesamt-Interpretation:
Sinusrhythmus, Frequenz 90 pro Minute, Linkstyp. Hypokaliämieverdacht. Serumkaliumkonzentration 2,8 mval/l bei chronischem Laxantienabusus.

Antwort **Beispiel 52 b:**
Normalisieren von T, Verschwinden von U (auch der Rückgang der PQ-Zeit dürfte elektrolytbedingt sein).

Gesamt-Interpretation:
Sinusrhythmus, Linkstyp, kein pathologischer Befund zu erheben. Frequenz 79 pro Minute (Serumkalium jetzt 3,9 mval/l).

Antwort **Beispiele 53 a, b und c:**
53 a = II, 53 b = III, 53 c = I.

Gesamt-Interpretation:
Ablauf einer schweren Hyperkaliämie mit Azidose, Therapieerfolg

nach 14 Stunden durch Azidose-Ausgleich, Glucose-Insulin-Infusion und wiedereinsetzende Diurese.

53 c: Sinusrhythmus, Frequenz 90 pro Minute, Mitteltyp, linksventrikuläre Innenschichtalteration.

53 b und 53 a zeigen die Zeichen schwerster Hyperkaliämie mit QRS-Verbreiterung und hohen, spitzen T-Wellen. Die gemessenen Kaliumwerte werden durch die begleitende Azidose zusätzlich erhöht.

Antwort **Beispiel 54 a:**
Hypokalziämie (Serumkalzium 1,25 mMol/l)

Gesamt-Interpretation:
Sinusrhythmus, Frequenz 70 pro Minute, Linkstyp. Schwere Hypokalziämie. Die Diagnose »Hypoparathyreoidismus« läßt sich fast aus dem EKG allein stellen (Serumkalzium 1,25 mMol/l – Normwert 2,1 bis 2,8 mMol/l).

Antwort **Beispiel 54 b:**
Normales EKG.

Gesamt-Interpretation:
Sinusrhythmus, Frequenz 90 pro Minute, Linkstyp, kein pathologischer Befund.

Antwort **Beispiel 55:**
Hyperkalziämie.

Gesamt-Interpretation:
Sinusrhythmus, Frequenz 73 pro Minute, Mitteltyp, Hyperkalziämieverdacht (Serumkalzium 3,5 mMol/l – Normwert 2,1 bis 2,8 mMol/l).

Antwort **Beispiel 56:**
WPW-Syndrom, Typ A, »sternalpositiv«.

Gesamt-Interpretation:
Sinusrhythmus, Frequenz 64 pro Minute, Linkstyp (mit sagittaler Drehung der elektrischen Herzachse – S_I, S_{II}, S_{III}), WPW-Syndrom Typ A.

Antwort **Beispiel 57:**
WPW-Syndrom, Typ B (atypisch siehe unten).

Gesamt-Interpretation:
Sinusrhythmus, Frequenz 94 pro Minute, Mittel- bis Linkstyp. WPW-Syndrom. Beim typischen WPW-Syndrom Typ B ist die δ-Welle in V_1 negativ (= »sternalnegativ«), außerdem, wie hier, auch die QRS-Komplexe.

Antwort **Beispiel 58:**
LGL-Syndrom *(Lown-Ganong-Levine)*

Gesamt-Interpretation:
Sinusrhythmus, Linkstyp, Frequenz 77 pro Minute. LGL-Syndrom. Die praktisch fehlende QRS-, ST- und T-Veränderung spricht dafür, daß die akzessorische Bahn distal des AV-Knotens im

*His*schen Bündel eintritt (*James-Bündel*), so daß Erregungsausbreitung und -rückbildung auf normalem Weg erfolgen. (Die deutlich negative T-Welle im V_1 ist noch altersphysiologisch.)

Antwort **Beispiel 59:**
    Alter Hinterwandinfarkt

Gesamt-Interpretation:
    Sinusrhythmus, Frequenz 64 pro Minute, überdrehter Linkstyp, ventrikuläre Extrasystolie. Präexzitationssyndrom aufgrund der Delta-Wellen und anamnestisch angegebener Tachykardien anzunehmen. $Q_{II, III}$ aVF entspricht einem alten Hinterwandinfarkt. Eine Narbe oder koronare Veränderungen konnten invasiv nicht nachgewiesen werden.
    Die Extrasystolie könnte, wenn sie in die akzessorische Bahn eintritt, zur Auslösung (oder Terminierung) einer Tachykardie führen.

Antwort **Beispiel 60:**
    a) deutliche Ischämiereaktion, b) ST-Senkung, Angina pectoris, c) Angina pectoris, Blutdruck an der Grenze des Abbruchkriteriums (vor allem diast.), d) die Belastungsstufe wurde angesichts der Ruheblutdruckwerte und der schon deutlichen EKG-Veränderungen zu hoch gewählt.

Gesamt-Interpretation:
    Sinusrhythmus, Mitteltyp, Frequenz 72. Die bereits in Ruhe nachweisbaren Kammerendteilveränderungen sind auf koronare Herzkrankheit verdächtig. Unter Belastung eindeutiger Nachweis einer koronaren Ischämiereaktion. Verzögerte Blutdruck- und EKG-Rückkehr zum Ausgangswert. NB: Die S-Zacken bis V_6 sind verdächtig auf vermehrte Rechtsherzbelastung.

Antwort **Beispiel 61:**
    a) Auftreten eines Linksschenkelblockes unter Belastung.
    b) *Belastungs-EKG:* Unter einer Fahrradergometerbelastung mit 65 Watt (= 1 W/kg Körpergewicht) kommt es, ausgehend von einer Ruhefrequenz im Liegen von 68 Schlägen pro Minute und einem Blutdruck von 125/70 zu einem maximalen Frequenz- und Blutdruckanstieg in der dritten Belastungsminute auf 125 und 160/80 mm Hg. Dabei keine subjektiven Beschwerden, keine pathologischen Kammerendteile, jedoch intermittierend *Linksschenkelblock*, so daß die Belastung abgebrochen wird. In der *Erholungsphase* Frequenz- und Blutdrucknormalisierung nach drei Minuten. Der Schenkelblock verschwindet in der ersten Minute nach Belastung vollständig.
    Beurteilung: Pathologisches Belastungs-EKG. Der unter Belastung auftretende Linksschenkelblock muß in Zusammenhang mit den anamnestischen Angaben als Hinweis auf koronare Mangeldurchblutung gewertet werden.

Antwort **Beispiel 62:**

a) VVI (ventrikelstimulierender, ventrikulär inhibierter) Schrittmacher mit b) regelrechter Funktion.

Gesamt-Interpretation:

Spontanrhythmus: Absolute Arrhythmie bei Vorhofflimmern, Frequenz zum Teil über 70 pro Minute, Linkstyp. Innenschichtalteration der basalen Hinterwand.

Schrittmacherrhythmus: Regelrechte Schrittmacherfunktion mit linksschenkelblockartiger Deformierung der rechtsventrikulär stimulierten Kammeraktion. Schrittmacherfrequenz 70 pro Minute. Regelrechte Demand-Funktion, das heißt, der Schrittmacher wird durch Eigenaktionen dann inhibiert, wenn diese innerhalb des Erwartungsintervalls des Schrittmachers (hier gleichbedeutend mit dem Stimulationsintervall) auftreten. Wird das Erwartungsintervall überschritten (Übergang vom 7. zum 8. Schlag), beginnt wieder eine Schrittmacherstimulation.

Antwort **Beispiel 63:**

a) AAI-Schrittmacher (das heißt vorhofstimulierendes, atrial inhibiertes System). b) Die Funktion ist regelrecht, dazu ist notwendig zu wissen, daß die Schrittmachergrundfrequenz auf 50 pro Minute programmiert wurde. c) Der Wechsel des Schrittmacherrhythmus basiert auf der magnetischen Umschaltung der Funktion: der Schrittmacher arbeitet nach Magnetauflage starrfrequent (unge-

steuert) mit 95 Impulsen pro Minute. Diese Eigenschaft ist hersteller- und typenspezifisch. d) Unter der hochfrequenten Stimulation tritt eine verzögerte AV-Überleitung ein (erster und zweiter Schlag – latente AV-Leitungsstörung?). Nach Wegnahme des Magneten tritt nach 1200 msec eine Stimulation ein, da die Sinusknotenerholungszeit überschritten wird. Erst die letzte Aktion zeigt einen regelrechten Spontanrhythmus an mit Inhibierung des AAI-Schrittmachers.

Gesamt-Interpretation:

Regelrechte AAI-Schrittmacherfunktion bei krankem Sinusknoten (Sinusbradykardie, wahrscheinlich verlängerte Sinusknotenerholungszeit, anamnestisch SA-Block). Latente AV-Überleitungsstörung, so daß bezweifelt werden muß, ob der Patient langfristig mit einem AAI-Schrittmacher allein ausreichend versorgt ist.

Antwort **Beispiel 64:**

Bei der Umprogrammierung dürfte die Impulsamplitude und/oder Impulsdauer zu stark reduziert worden sein, so daß intermittierend Stimulationsausfälle resultieren. Die schnelle Impulsfolge erklärt sich aus der Magnetauflage, könnte aber ohne Kenntnis der Magnetwirkung auch entsprechend programmiert sein, dann aber *ohne Demand-Funktion.*

Gesamt-Interpretation:

Im Spontanrhythmus Sinusbradykardie, Frequenz 50 und weniger pro Minute, Linkstyp mit sagittaler Drehung der elektrischen Herzachse S_I-Q_{III}), sonst kein auffälliger Befund nachzuweisen.

AAI-Schrittmacher, der nach Magnetauflage auf Magnetfrequenz von 95 pro Minute und ungesteuerte Funktion umgeschaltet wurde. Der 1. und 7. Schrittmacher-*impuls* müßte sonst von der vorausgehenden P-Welle inhibiert sein. Intermittierender Stimulationsausfall (1., 3., 5., 6. und 8. Schrittmacherimpuls).

Durch *Umprogrammierung der Impulsenergie* wurde der Defekt behoben.

Antwort **Beispiel 65:**
1. *Schrittmacherfehlfunktion.* Der atriale Spike wird erst zu Beginn eines (spontanen) QRS-Komplexes abgegeben. Die zugehörige P-Welle wurde vom Schrittmacher nicht erkannt, die Impulsabgabe nicht unterdrückt, der Schrittmacher befindet sich in Wartestellung und stimuliert dann (sinnlos) innerhalb des QRS-Komplexes. Dort findet er keine atriale Impulsantwort, so daß er nach vorgegebenem AV-Intervall ventrikulär stimuliert. Auch dieser Impuls muß frustran bleiben, da er in die Repolarisation des Sponanschlages gerät.
2. *Regelrechte Inhibierung der atrialen und ventrikulären Stimulation,* nachdem ein P und QRS erkannt wurden.

3. *Ventrikuläre Stimulation, keine atriale Stimulation.* Offenbar hat der Schrittmacher innerhalb des vorangehenden T ein P erkannt, das im Oberflächen-EKG nicht erscheint.
4. *AV-sequentielle Stimulation.* Nachdem im Erwartungsintervall von 3. nach 4. keine P-Welle erscheint, stimuliert der Schrittmacher atrial. Nachdem auch nach weiteren 0,18 sec keine ventrikuläre Erregung gefunden wird, stimuliert der Schrittmacher ventrikulär.
5. *Ventrikuläre Stimulation, keine atriale Stimulation.* Es liegt die gleiche Situation wie in 3. vor.
6. *AV-sequentielle Stimulation* unter den gleichen Bedingungen wie in 4.
7. *AV-sequentielle Stimulation,* kein grundsätzlicher Unterschied zu 4. und 6. Hier hat die atriale Stimulation zu einer Weiterleitung der Erregung geführt, die Kammern werden auf normalem Wege erregt. Da gleichzeitig aber für den Schrittmacher das Erwartungsintervall erreicht wird, kann er die Impulsabgabe nicht mehr unterdrücken, es resultiert eine *Kombinationssystole.*
8. *Vorhofsynchronisierte Ventrikelstimulation* wie bei 3. und 5. Hier wird aber der steuernde Vorhofimpuls als P-Welle eindeutig sichtbar.

Überraschend ist die Differenz zwischen spontanen AV-Intervallen (0,22 sec) und den im Schrittmacher vorgegebenen AV-sequentiellen Intervallen (0,18 sec). Das Phänomen ist so zu deuten, daß der Schrittmacher nicht gleich zu Beginn der P-Welle das Signal erkennt, sondern erst nach Erreichen eines Schwellenwerts (Steilheit, Amplitude) steuern kann.

Antwort **Beispiel 66:**
Normalbefund (positive T-Wellen sind am ersten Lebenstag rechtspräcordial erlaubt.

Gesamt-Interpretation:
Physiologische Sinustachykardie 145 pro Minute, Rechtstyp. Altersentsprechender R/S-Quotient rechts- und linkspräcordial. Auch die positive T-Welle in V_1 ist am ersten Lebenstag erlaubt. T-Wellen-Negativierung bildet sich nach dem ersten Lebenstag aus. Die ebenfalls altersphysiologische Abflachung der Kammerendteile linkspräcordial ist wegen registriertechnischer Mängel nicht gut erkennbar.

Antwort **Beispiel 67:**
Nein, atriale Belastungszeichen, rechtsventrikuläre Belastungshinweise mit auffällig kleinem S – »auffälliges EKG«.

Gesamt-Interpretation:
Sinustachykardie, 170 Schläge pro Minute, Rechtstyp ausgeprägtes P-dextro- und sinistrocardiale, auffällig sind weiterhin die zu kleinen S-Zacken rechtspräcordial, so

daß der Verdacht auf rechtsventrikuläre Belastung besteht. Lagetyp und rechtspräkordial negative T entsprechen dem Alter, auch der R/S-Quotient in V_6 ist altersentsprechend bereits über 1.
Klinisch besteht der Verdacht auf Cardiomyopathie (die sehr hohen R-Zacken linkspräcordial lassen eine linksventrikuläre Hypertrophie nicht ausschließen).

Antwort **Beispiel 68:**
Nein, auffällige periphere Niedervoltage, Sagittaltyp mit fehlender R-Progression von V_1 bis V_6. R/S-Quotient sollte in V_6 über 1 sein, positive T-Wellen in V_1 nach 14 Tagen nicht mehr erlaubt.

Gesamt-Interpretation:
Sinustachykardie, 155 Schläge pro Minute, Rechtstyp, periphere Niedervoltage. Auffälligkeiten auch im Brustwand-EKG: gleichbleibender R/S-Quotient von V_1 bis V_6, in V_6 noch nicht über 1. Positive T-Wellen rechtspräcordial sind am 14. Lebenstag nicht altersphysiologisch. – »*Auffälliges EKG*« (solche EKGs werden bei *Fallot*scher Tetralogie oder bei Truncus arteriosus communis gefunden).

Antwort **Beispiel 69:**
Auffälliger Lagetyp (Linkstyp bei 4jährigem), positive T-Wellenanteile rechtspräcordial.

Gesamt-Interpretation:
Sinustachykardie, Frequenz 135 pro Minute, Linkstyp, inkomplet-

ter Rechtsschenkelblock. Auffällig sind die positiven T-Wellenanteile in V_1 sowie der Lagetyp (welcher auch nicht zur klinischen Verdachtsdiagnose einer Pulmonalstenose paßt). S-Zacken sollten mit vier Jahren rechtspräcordial deutlicher sein.

Antwort **Beispiel 70:**
a) T-Negativierungen in V_1, V_2 sind altersentsprechend, b) Linkstyp ungewöhnlich mit 14 Jahren, c) Kammerendteilveränderungen mit Verdacht auf Elektrolytstörung.

Gesamt-Interpretation:
Sinusrhythmus, Frequenz 60 pro Minute, Linkstyp, U-Wellen als Hinweis auf Hypokaliämie. Im übrigen zusätzlich QT-Verlängerung als Hinweis auf Hypokalziämie (vgl. Kap. 5.3) (klinisch bestätigt). Der auffällige Linkstyp findet seine Erklärung durch eine Hypertonie im Rahmen der Erkrankung (Glomerulonephritis).

Antwort **Beispiel 71:**
Ausgeprägte respiratorische Arrhythmie. Sinu-atriale Blockierung?

Gesamt-Interpretation:
Sinusrhythmus mit ausgeprägter respiratorischer Arrhythmie, Frequenzwechsel zwischen 45 und 115 pro Minute.
Bei flüchtiger Betrachtung könnte eine sinu-atriale Blockierung vorliegen mit Verdoppelung des P-P- und RR-Intervalls (4. bis 5.

Schlag). Die Inkonstanz der Intervalle mit fließenden Übergängen spricht aber für eine respiratorische Arrhythmie.

Antwort **Beispiel 72:**
Übergang von Sinusrhythmus zu »Koronarsinusrhythmus« (respiratorisch ausgelöst).

Gesamt-Interpretation:
Sinusrhythmus, alternierend »Koronarsinusrhythmus«, Frequenz 77 bis 88 pro Minute, Mitteltyp mit Drehung zum Steiltyp unter tiefer Inspiration (dabei Muskelzittern).
Die respiratorisch ausgelöste Beschleunigung eines ektopen Erregungszentrums entspricht der erhöhten vegetativen Bereitschaft Jugendlicher. Die Störung ist *häufig* und *harmlos*.
Die Bezeichnung »Koronarsinusrhythmus« beruht auf der Annahme, daß ein Vorhof-Erregungszentrum in der Gegend des Koronarsinus im unteren rechten Vorhof wirksam wird. Der Vorhof wird daher in umgekehrter Richtung erregt (Umkehr des Vorhofvektors). PQ bleibt unverändert, da die Leitung im AV-Knoten nicht betroffen wird.

Antwort **Beispiel 73:**
Karotissinusmassage. Der dadurch ausgelöste Vagusreflex führt zur Asystolie (hypersensitiver Karotissinus).

Gesamt-Interpretation:
Sinusrhythmus, Frequenz 95 pro

Minute. Linksventrikuläre Innenschichtalteration. Sinusknotenstillstand nach Karotissinusmassage, danach nur langsame Erhöhung der Sinusknotenfrequenz (= hypersensitiver Karotissinus).

Antwort **Beispiel 74:**
Typisch »vagotones« T, dagegen spricht die Frequenz eher für Sympathikotonie (»vegetatives EKG«).

Gesamt-Interpretation:
Sinusrhythmus, Frequenz 88 pro Minute, Mitteltyp. Kein krankhafter Befund. Deutliche vegetative Beeinflussung des EKG.

Antwort **Beispiel 75:**
Es besteht eine sekundäre pulmonale Hypertonie infolge Lungengefäßveränderungen, wahrscheinlich auch Shuntumkehr auf Vorhofebene.

Gesamt-Interpretation:
Sinusrhythmus, Frequenz 78 pro Minute, Rechtstyp, Rechtshypertrophie bei sekundärer pulmonaler Hypertonie, daneben auch die Zeichen der Volumenbelastung des rechten Ventrikels (inkompletter Rechtsschenkelblock), wie zum Vorhofseptumdefekt passend. Auch die linksatriale Belastung entspricht dem Vorhofseptumdefekt. Rechtsatriale Belastungszeichen finden sich meist erst bei großen Vorhofseptumdefekten.

Antwort **Beispiel 76:**
Septum-primum-Defekt. Charakteristisches Unterscheidungsmerkmal gegenüber dem Septumsecundum-Defekt ist der überdrehte Linkstyp.

Gesamt-Interpretation:
Sinusrhythmus, Frequenz 94 pro Minute, überdrehter Linkstyp, inkompletter Rechtsschenkelblock entsprechend der Volumenbelastung des rechten Ventrikels. Die S-Zacken bis V_6 entsprechen der vermehrten Rechtsherzbelastung.

Antwort **Beispiel 77:**
Offener Ductus *Botalli* mit linksventrikulärer Volumenhypertrophie.

Gesamt-Interpretation:
Sinusrhythmus, Frequenz 115 pro Minute, Mittel- bis Linkstyp, Linksventrikuläre Volumenhypertrophie (R-Amplituden, Q-Zacke in V_6, QRS-Verbreiterung mit Verspätung der endgültigen Negativitätsbewegung), P-sinistrocardiale.
Ungewöhnlich sind die rechtsatrialen Belastungszeichen. Es könnte sich um Sympathikuseinflüsse (Tachykardie) handeln, die die Überhöhung von P (V_1) hervorrufen. Ungewöhnlich sind auch die Kammerendteilveränderungen linkspräkordial, die nicht zum typischen Bild der Volumenhypertrophie passen.

Antwort **Beispiel 78:**
Pulmonalstenose.

Gesamt-Interpretation:
Sinusrhythmus, Frequenz 100 pro Minute, Rechtstyp, rechtsventrikuläre Widerstandshypertrophie, deutliches p-dextrocardiale.

Antwort **Beispiel 79:**
Lagetyp, Rechtshypertrophie, P-sinistrocardiale entsprechen der Mitralstenose. Daneben finden sich (entsprechend einer Mitralinsuffizienz) auch deutliche Linkshypertrophiezeichen (Volumenbelastung).

Gesamt-Interpretation:
Sinusrhythmus, Frequenz 105 pro Minute, Mittel- bis Steiltyp. Zeichen der rechtsventrikulären Widerstandshypertrophie (= Mitralstenose) und der linksventrikulären Volumenbelastung. P-sinistrocardiale. Der Befund paßt zu einem kombinierten Mitralklappenvitium.

Antwort **Beispiel 80:**
P-sinistrocardiale mit erheblicher intraatrialer Leitungsverzögerung (P-Welle 0,14 sec!), dagegen keine linksventrikulären Belastungszeichen.

Gesamt-Interpretation:
Sinusrhythmus, Frequenz 67 Schläge pro Minute, Mitteltyp. Erhebliche intraatriale Leitungsstörung entsprechend einem stark dilatierten linken Vorhof, wie er bei Mitralinsuffizienz besonders häufig ist. Das Fehlen linksventrikulärer Volumenbelastungszeichen entspricht dem noch geringen klinischen Schweregrad des Vitiums.

Antwort **Beispiel 81:**
Aortenstenose.

Gesamt-Interpretation:
Sinusrhythmus, Frequenz 86 Schläge pro Minute, Linkstyp, erhebliche linksventrikuläre Widerstandshypertrophie mit hohen R-Amplituden in I, aVL, linkspräcordial sowie tiefen S-Zacken in den gegenüberliegenden rechtspräcordialen Ableitungen V_1 und V_2. P-sinistrocardiale (angedeutet).

Antwort **Beispiel 82:**
Aorteninsuffizienz.

Gesamt-Interpretation:
Sinustachykardie, 110 Schläge pro Minute, Linkstyp, Volumenhypertrophie der linken Kammer mit QRS-Verbreiterung und Verspätung der endgültigen Negativitätsbewegung. Die Kammerendteilveränderungen könnten für eine linksventrikuläre Widerstandsbelastung sprechen, sind hier aber aufgrund der Tachykardie, Karditis und Digitalismedikation ausreichend erklärt. AV-Block I. Grades (Digitalis) und P-sinistrocardiale.

Antwort **Beispiel 83:**
a) ist wahrscheinlicher: Rechts-belastung und Lagetyp machen ei-nen wesentlichen Mitralstenosean-teil wahrscheinlich.

Gesamt-Interpretation:
Absolute Arrhythmie bei Vor-hofflimmern?, Frequenz etwa 70, Mittel- bis Steiltyp, schwere Links-hypertrophie (Volumen- und Wi-derstandshypertrophie). Daneben auch Rechtsbelastungszeichen (La-getyp, R-Amplitude rechtspräcor-dial). Eine ventrikuläre Extrasy-stole.

Antwort **Beispiel 84:**
Kongestive Kardiomyopathie möglich.

Gesamt-Interpretation:
Sinusrhythmus, Linkstyp, schwe-re, in ihrem Ausmaß wechselnde intraventrikuläre Erregungsaus-breitungsstörung vom inkomplet-ten bis kompletten Linksschenkel-block reichend. Daneben Hinweise auf Linkshypertrophie (ventrikulär und atrial). Bei Fehlen akuter ent-zündlicher und ischämischer Hin-weise muß hier aufgrund der Klinik und des EKG eine Kardiomyopa-thie angenommen werden.

Antwort **Beispiel 85:**
Muskulär hypertrophische Sub-aortenstenose, synonym: *h*ypertro-phisch-*o*bstruktive *C*ardi*o*myopa-thie (HOCM).

Gesamt-Interpretation:
Sinusrhythmus, Frequenz 72 pro Minute, Mitteltyp, allenfalls gerin-ger Verdacht auf Linkshypertro-phie, dagegen Zeichen der Septum-hypertrophie mit ausgeprägten linkspräkordialen Q-Zacken (häu-fige Fehldiagnose »alter Posterola-teralinfarkt«). Auskultationsbe-fund, EKG und die klinische Ver-schlechterung unter Digitalis (hier-unter Verstärkung der funktionel-len Obstruktion der linksventriku-lären Ausflußbahn) sprechen für das Vorliegen einer muskulär hy-pertrophischen Subaortenstenose (HOCM). Invasiv wurde linksven-trikulär ein Druckgradient von 70 mm Hg gemessen.

Antwort **Beispiele 86a und b:**
Es besteht ein QT-Syndrom *(Ro-mano, Ward)*.

Gesamt-Interpretation:
86a: Kammerflattern, selbstter-minierend mit rhythmischen Am-plitudenschwankungen (»torsade de pointes«).
86b: Sinusrhythmus, Mitteltyp, Frequenz 90 pro Minute. Extreme (und frequenzunabhängige) Ver-längerung der QT-Zeit: *QT-Syn-drom.*
Die Diagnose eines QT-Syn-droms erklärt retrospektiv den plötzlichen Herztod der Schwester. Das Fehlen weiterer Störungen wie Innenohrschwerhörigkeit ent-spricht der Variation nach *Romano* und *Ward.*
Unter Therapie mit Beta-Rezep-toren-Blockern keine Rhythmus-störung mehr nachzuweisen.

Antwort **Beispiel 87:**
Bradykardie-Tachykardie-Syndrom bei krankem Sinusknoten.

Gesamt-Interpretation:
Die EKG-Registrierung enthält alle Variationen des kranken Sinusknotens mit Bradykardie und Tachykardie, sinuatrialer Blockierung, Vorhofflimmern, Vorhofflattern und Sinusknotenstillständen. In Episode 10 besteht zusätzlich der Verdacht auf atrioventrikuläre Leitungsstörung.

Sachverzeichnis

Prävention und Rehabilitation von Herz-Kreislaufkrankheiten durch körperliches Training

Von W. Hollmann, R. Rost, B. Dufaux, H. Liesen

2., überarbeitete Auflage 1983
Ca. 284 Seiten, 104 Abbildungen, 6 Tabellen, 15,5×23 cm,
gebunden ca. DM 78,–
ISBN 3-7773-0577-4

»... Dem praktizierenden Arzt, gleichgültig welcher Fachkategorie, liefert es eine unschätzbare praktische Handhabe zur Erfüllung seiner nur allzuoft vernachlässigten beruflichen Pflicht, die kardiale Gesunderhaltung seiner Patienten durch eindringliche und wohlinformierte Beratung wahrzunehmen. Darüber hinaus ermöglicht es ihm, auch am eigenen Leibe die darin dargestellten Grundsätze in zweckmäßiger und beispielgebender Weise zu befolgen.«
Deutsches Ärzteblatt

»... Das Buch ist besonders wertvoll, da es die präventiv-medizinische Bedeutung körperlichen Trainings und das Prinzip der aktiven Rehabilitation in überzeugender Weise bearbeitet. Es kann jedem modernen Arzt bestens empfohlen werden.«
Therap. Umschau

»... Das Buch wendet sich an jeden Arzt. Es kann vor allem dem Internisten empfohlen werden, dem sich in besonderem Maße das Problem der Prävention und Rehabilitation auf dem Gebiet der Herz-Kreislaufkrankheiten stellt.«
Internist

Preisänderung vorbehalten

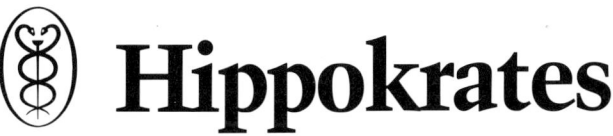 Hippokrates

Herzschrittmacher

Herausgegeben von
G. Junge-Hülsing und W. Hardinghaus

1982, 120 Seiten, 50 Abbildungen, kartoniert DM 29,80
ISBN 3-7773-0550-2

»Der Arzt in der Praxis, der die entscheidenden diagnostischen
Weichen stellt und den Schrittmacherpatienten in Kooperation
mit der implantierenden Klinik betreut, wird sich in zunehmendem Maße mit dieser Therapieform auseinandersetzen müssen.
Die Herzschrittmachertherapie ist eine der wertvollsten Behand-
lungsmöglichkeiten in der modernen Medizin geworden.«

Sportmedizin für die Praxis
Von D. Kleinmann

1980. 364 Seiten, 128 Abbildungen, 29 Tabellen,
kartoniert DM 78,–
ISBN 3-7773-0479-4

»Der 1. Teil beschreibt die Reaktion des Organismus bei Sport
und Training. Der 2. Teil zeigt Möglichkeiten innerhalb der sport-
ärztlichen Untersuchung und der 3. Teil stellt Krankheiten dar, die
bei sportlicher Aktivität problematisch werden. In dieses Kapitel
fallen auch internistische Zwischenfälle beim Sport sowie deren
Erstversorgung.«

Herzinfarkt-Rehabilitation
Licht und Schatten

Von H. Silomon, R. Buchwalsky, M. Hübel

1980. 208 Seiten, 46 Abbildungen, 6 Tabellen,
kartoniert DM 42,–
ISBN 3-7773-0483-2

»Das Buch spricht alle an, die Herzinfarktpatienten betreuen,
behandeln, rehabilitieren und begutachten. Es bietet alle Basis-
informationen in anschaulicher und instruktiver Form.«

Preisänderungen vorbehalten

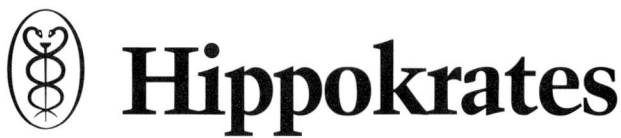 Hippokrates